文成天縱

中醫古籍稀見稿抄本輯刊

ZHONGYI GUJI XIJIAN GAO-CHAOBEN JIKAN

李鴻濤 主編

18

廣西師範大學出版社
GUANGXI NORMAL UNIVERSITY PRESS
·桂林·

第十八册目録

傷寒指歸六卷

（太陽己編、陽明庚編、陽明少陽辛編）

〔清〕戈頌平撰

清宣統元年（一九〇九）抄本

太陽己編

竹生

傷寒指歸

傷寒六七日發熱微惡寒支節疼痛微嘔心下支結
外證未去者柴胡桂枝湯主之
傷寒五六日已發汗而復下之胸脇滿微結小便不
利渴而不嘔但頭汗出往來寒熱心煩者此為未
解也柴胡桂枝乾薑湯主之
傷寒五六日頭汗出微惡寒手足冷心下滿口不欲

食大便鞭脉細者此為陽微結必有表復有裏也脉沈亦在裏也汗出為陽微假令純陰結不得復有外證悉入在裏此為半在裏半在外也脉雖沈緊不得為少陰病所以然者陰不得有汗今頭汗出故知非少陰也可與小柴胡湯設不了了者得屎而解

傷寒五六日嘔而發熱者柴胡湯證具而以他藥下之柴胡證仍在者復與柴胡湯此雖已下之不為逆必蒸蒸而振却發熱汗出而解若心下滿而鞕痛者此為結胷也大陷胷湯主之但滿而不痛者此為痞柴胡不中與之宜半夏瀉心湯

太陽中風下利嘔逆表解者乃可攻之其人漐漐汗

出發作有時頭痛心下痞鞕滿引脅下痛乾嘔短
氣汗出不惡寒者此表解裏未和也十棗湯主之
脈浮而緊而復下之緊反入裏則作痞按之自濡但
氣痞耳
太陽病醫發汗遂發熱惡寒因復下之心下痞表裏
俱虛陰陽氣並竭無陽則陰獨復加燒鍼因胷煩

面色青黃膚瞤者難治今色微黄手足温者易愈

心下痞按之濡其脉關上浮者大黄黄連瀉心湯主之

心下痞而復惡寒汗出者附子瀉心湯主之

傷寒汗出解之後胃中不和心下痞鞕乾噫食臭脅下有水氣腹中雷鳴下利者生薑瀉心湯主之

傷寒汗出句下恐遺脱一不字

傷寒中風醫反下之其人下利日數十行穀不化腹中雷鳴心下痞鞕而滿乾嘔心煩不得安醫見心下痞謂病不盡復下之其痞益甚此非熱結但以胃中虛客氣上逆故使鞕也甘草瀉心湯主之

傷寒服湯藥下利不止心下痞鞕服瀉心湯已復以他藥下之利不止醫以理中與之利益甚理中者

理中焦此利在下焦赤石脂禹餘糧湯主之復利不止者當利其小便

傷寒吐下後發汗虛煩脈甚微八九日心下痞鞕脅下痛氣上衝咽喉眩冒經脈動惕者久而成痿

傷寒發汗若吐若下解後心下痞鞕噯氣不除者旋覆代赭石湯主之

傷寒大下後復發汗心下痞惡寒者表未解也不可攻痞當先解表表解乃可攻痞解表宜桂枝湯攻痞宜大黃黃連瀉心湯

病如桂枝證頭不痛項不強寸脈微浮胷中痞鞕氣上衝咽喉不得息者此為胷有寒也當吐之宜瓜蔕散

病脅下素有痞連在臍旁痛引少腹入陰筋者此名藏結死

傷寒病若吐若下後七八日不解熱結在裏表裏俱熱時時惡風大渴舌上乾燥而煩欲飲水數升者白虎加人參湯主之

傷寒無大熱口燥渴心煩背微惡寒者白虎加人參

傷寒指歸　太陽篇卷之一原文　三十八

湯主之
傷寒脉浮發熱無汗其表不解者不可與白虎湯渴欲飲水無表證者白虎加人參湯主之
太陽與少陽合病自下利者與黄芩湯若嘔者黄芩加半夏生薑湯主之
傷寒胷中有熱胃中有邪氣腹中痛欲嘔者黄連湯

主之
傷寒八九日風濕相搏身體疼煩不能自轉側不嘔
不渴脉浮虛而濇者桂枝附子湯主之若其人大
便鞕小便自利者去桂枝加白朮湯主之
風濕相搏骨節疼煩掣痛不得屈伸近之則痛劇汗
出短氣小便不利惡風不欲去衣或身微腫者甘

草附子湯主之

傷寒脉浮滑此表有熱裏有寒白虎湯主之

傷寒脉結代心動悸炙甘草湯主之

脉按之來緩而時一止復來者名曰結又脉來動而中止更來小數中有還者反動名曰結陰也脉來動而中止不能自還因而復動者名曰代陰也得

此脈者必難治

傷寒六七日發熱微惡寒支節疼痛微嘔心下支結
外證未去者柴胡桂枝湯主之
六七日巳午時也陰得陽則生陽不藏邪陰液
不生陽氣往來浮於表裏至次日巳午時陽浮
半表上無陰緩之曰傷寒六七日發熱半裏下
幽微處之陰無陽溫之曰微惡寒支與肢通陽

傷寒指歸　太陽篇卷之一　二百三

浮半表上肢節之陰失陽氣溫通曰支節疼痛
嘔吐也心下脾土也支分也陽不藏卯脾部幽
微處之陰不能分運從子左吐陰液裏結不行
曰微嘔心下支結外表也證驗也明也陽浮半
表上驗明未闔於午去藏於卯者主小柴胡湯
益半表上陰液緩陽氣闔午桂枝湯溫半裏上

之陰疏泄半裏上土氣半裏上陰温土疏陽氣
去藏於戼以生其陰曰外證未去者柴胡桂枝
湯主之右九味象陽數得陰變於九以水七升
象陽數得陰復於七煮取三升去滓温服象陽
數得陰來復半裏陰數得陽來復半表

柴胡桂枝湯方

傷寒指歸　太陽篇卷之一　三四

柴胡四兩　黄芩一兩　人參一兩　甘草炙一兩

半夏洗二合　桂枝去皮一兩　芍藥半一兩　大棗擘六枚

生薑半一兩

右九味以水七升煮取三升去滓溫服

傷寒五六日已發汗而復下之胷脅滿微結小便不利渴而不嘔但頭汗出往來寒熱心煩者此為未解也柴胡桂枝乾薑湯主之

五六日辰巳時也已乙土也汗乙土陰液也復反覆也下半裏下也之往也陽不藏邪至次日辰巳時乙土陰液而反覆半裏下不前往半表

震動於辰回還於巳交蒸於午曰傷寒五六日已發汗而復下之微幽微處也結裏也陽不闔午半裏上下失其陽運幽微處陰氣裏結不行曰胸脅滿微結小便不利渴欲飲也至辰巳時無己土陰液區别半表上潤胃土之燥曰渴而不嘔陽不藏卯己土陰液不能流徧周身曰但

頭汗出。陽往於午，不來於子，半裏下陰失陽溫，故而

曰惡寒。半表上陽失陰固，故而曰發熱。此彼之對。此　陽來於午不往於子　心之陽失其陰和而煩

陽氣不藏，為彼之己土不溫，陰液不足以和緩　未

半表之陽向幽昧處去藏於卯，曰心煩者，此為　主柴胡桂枝乾薑湯　往來寒熱

未解也。柴胡桂枝乾薑湯主之。柴胡苦平，氣輕

達表裏經樞機滯。桂枝辛溫，溫表裏經道之陰

傷寒指歸　太陽篇卷之一　三頁

栝樓根苦甘起脈中陰澤上和半表之陽黄芩苦寒固半表上陽氣回還半裏甘草甘平乾薑辛温温半裏下己土之陰牡蠣鹹平固金水表氣半裏陰温表氣堅固陽氣内藏右七味象陽數得陰復於七也以水一斗二升象地支十二數也煑取六升象陰數得陽變於六也去滓再

煎取三升温服一升日三服象陽數得陰闔午陰數得陽開子也初服微煩謂幽微處之陰未温陽氣未固也復服汗出便愈謂陽氣來復半裏陰土氣温液生其陰得陽便進半表也

柴胡桂枝乾薑湯方

柴胡半觔　桂枝三兩　乾薑二兩　栝樓根四兩

黄芩三兩　牡蠣二兩　甘草炙二兩

右七味以水一斗二升煮取六升去滓再煎取三升温服一升日三服初服微煩復服汗出便愈

傷寒五六日頭汗出微惡寒手足冷心下滿口不欲食大便鞕脉細者此為陽微結必有表復有裏也脉沈亦在裏也汗出為陽微假令純陰結不得復有外證悉入在裏此為半在裏半在外也脉雖沈緊不得為少陰病所以然者陰不得有汗今頭汗出故知非少陰也可與小柴胡湯設不了了者得屎而解

傷寒指歸　太陽篇卷之一　　三頁

五六日辰巳時也陰得陽則生陽不藏邪陰土
之液不生其陽氣往來表裏皆浮至次日辰巳
時陽往半表上而氣浮半裏下陰液不足以和
陽氣交蒸於午流徧周身曰傷寒五六日頭汗
出微無也手足應乎表裏陽往半表上而氣浮
陽無陰助則兩手不温半裏下陰無陽助則兩

口亦屬脾土
足不温曰微惡寒手足冷心下脾土也滿悶也
陽往半表上而氣浮脾土之陰失其陽運而滿
失其陽化而不欲食
曰心下滿口不欲食大便半表也鞕堅也陽往
半表上而氣浮半裏陰失陽温而堅曰大便鞕
細不足也陽得陰助交蒸於午不曰微不曰結
陰得陽助交蒸於子不曰微不曰結陽往半表
傷寒指歸　太陽篇卷之一　壹見

上不内闔於午藏於卯脈中營運之陰陽氣液不足其脈細陽往半表上氣浮不得半裏陰液和陽氣交蒸於午其陽微曰脈細者此爲陽微結必分極也分極猶疆界也有質也復來復也質陽往半表上之疆界無陰液和陽氣闔午下來復半裏下之疆界曰必有表復有裏也沈濁黗

也亦象人左右兩腋形在居也裏半裏下也陽
居半表上不旋轉於右半裏下陰氣重濁不旋
轉於左曰脈沈亦在裏也汗出於頭明半裏下
陰液不足以助陽氣交蒸於午其陽微曰汗出
為陽微假因也今告戒也純陰太陰也外表也
證明也悉知也入逆也因告戒後學知太陰結

太陰指脾土也

傷寒指歸　太陽篇卷之一　三百平

陰液逆在半裏下不得復有陰液質半表上頭
汗出曰假今純陰結不得復有外證悉入在裏
此明陰在裏表陽在表也
此為半在裏半在外也雖設也沈裏也緊不舒
也陽往半表上而氣浮脈設沈緊為半裏下脈
中陰失陽舒不得謂少陰液於裏曰脈雖沈緊
不得為少陰病今是時也非不是也太陰結不

得有半裏下陰液來復半表上是時頭汗出故知不是太陰結乃陰液少於裏也曰所以然者陰不得有汗今頭汗出故知非少陰也陽往半表上而氣浮半裏陰液不足以和陽氣交蒸於午可與小柴胡湯益半表上陰液闔陽於午了了者今治之得法也屎陰也設治之不得其法

莊子知北遊道在屎溺謂大小之道皆順乎天地陰

傷寒指歸　太陽篇卷之一　三百五

陽轉運之自然人之屎溺亦順乎天地陰陽轉運之自然毫無勉強意

陰陽氣液焉能轉運表裏自然而解曰可與小柴胡湯設不了了者得屎而解

傷寒五六日嘔而發熱者柴胡湯證具而以他藥下之柴胡證仍在者復與柴胡湯此雖已下之不為逆必蒸蒸而振却發熱汗出而解若心下滿而鞕痛者此為結胷也大陷胷湯主之但滿而不痛者此為痞柴胡不中與之宜半夏瀉心湯

五六日辰巳時也他彼之對也陽（浮半裏上）不內藏半裏

傷寒指歸　太陽篇卷之一

三百三

下從子左關至其時半裏下水氣無所區別逆而嘔半表上陽無陰緩逆而熱而以彼柴胡藥降半裏上水逆緩半表上陽氣回還於巳內闔於午藏半裏下曰傷寒五六日嘔而發熱者柴胡湯證具而以他藥下之仍因也在察也柴胡證因察半表上陽失陰緩其陽不回還於巳內

闔於午曰柴胡證仍在者復與柴胡湯下之指（與小柴胡湯運氣益液和利樞機）半裏下也却退也此雖屬陽氣已藏半裏下不為逆必須陰土之陰得陽氣交蒸於子樞機振動其液上達却退半表上陽浮發熱汗出而解曰此雖已下之不為逆必蒸蒸而振却發熱汗出而解若如也心下脾土也滿悶也鞕堅也痛

不通也如陽氣浮半表上脾土之水失其陽運
悶而堅不通而痛脾土水堅不左行肺金氣結
不右降曰若心下滿而鞕痛者此為結胷也大
主大陷胷湯
陷胷湯主之主大陷胷湯固金氣以闔陽陽得
陰則剛陰得陽則健陽固中土剛健之氣不息
脾土之水自不陷而堅胷中之陰自運而血不結

脾土無水氣堅結祇滿而不痛此為痞柴胡湯
不中與之宜半夏瀉心湯瀉降也心陽也陽不
闔午藏邪地天之氣不交宜半夏辛平降逆散
結芩連苦寒堅金水表陰固陽闔午藏邪陽不
闔午藏邪半裏下土味不足以甘草極甘培之
陽不闔午藏邪半裏下土冷氣寒以乾薑辛溫

傷寒指歸　太陽篇卷之一　　壹百四

温在下之陰陽不闔乎藏邪半裏下陰液不足以人參大棗多汁助土之液以和其陽內固中土陰陽氣液上下交通其痞自解曰但滿而不痛者此為痞柴胡不中與之宜半夏瀉心湯右七味象陽數得陰復於七以水一斗象地天生成十數煮取六升象陰數得陽變於六去滓再

煎取三升温服一升日三服象陽數得陰闔午
陰數得陽開子

半夏瀉心湯方

半夏洗半升 黄芩三兩 乾薑三兩 甘草三兩
人參三兩 黄連一兩 大棗十二枚擘

右七味以水一斗煮取六升去滓再煎煮取三

升溫服一升日三服

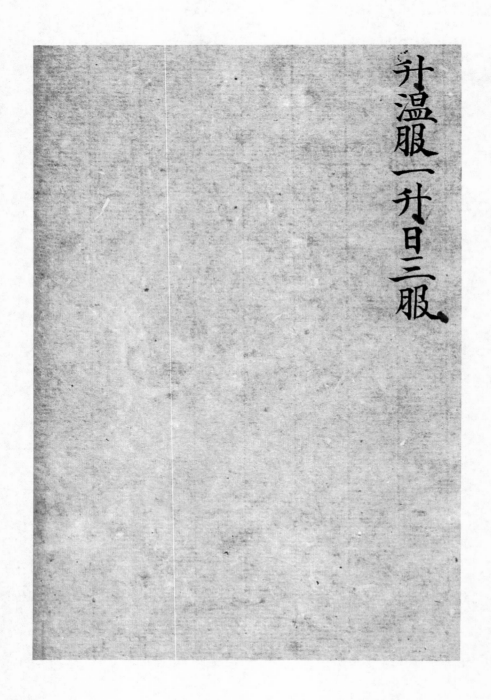

陽氣從子先陰而開水之陰無從吐出逆於戌土戌土脾土也

太陽中風下利嘔逆表解者乃可攻之其人漐漐汗出發作有時頭痛心下痞鞕滿引脅下痛乾嘔短氣汗出不惡寒者此表解裏未和也十棗湯主之

下半裏下也利和利也嘔吐也太陽開得陽氣浮半表下半裏下陰液不和利於表水氣無從吐出則反逆於裏曰太陽中風下利嘔逆表揚也

傷寒指歸　太陽篇卷之一　三頁

陽氣從子先
陰而開戌土
中水陰興起
半裏上熱熱
汗出熱熱汗
小汗也其汗
出質乎子時
其陽即浮半
表下半裏上
頭部之陰失
陽氣溫通則
頭痛

解緩也攻治也之往也半表下陽得陰緩陰陽
乃可治而前往曰表解者乃可攻之發開也作
興起也有質也時日之是時也於太陽開陽浮
半表下陰液興起半裏上熱熱汗出其汗出質
乎是時每至是時其陽即浮半表下半裏上頭
部之陰失陽氣溫通則頭痛曰其人熱熱汗出

發作有時頭痛心下脾土也陽浮半表下脾土
之陰不交於左曰心下痞鞕滿引進也脅下人
陰氣堅結而滿
身左右樞機也痛不通也脾土之陰不和陽氣
前進樞機氣滯曰引脅下痛乾燥也陽浮半表
作痛
下陰滯半裏下半表上土燥氣寒曰乾嘔短少
也陽浮半表下半裏陰液不和陽氣回還半表

上而氣少曰短氣汗出不惡寒明其陽氣向外和半表上胃土陰液交蒸於午曰汗出不惡寒者水停脾土中其陽氣向內不和半裏下陰液交蒸於子曰此表解裏未和也十棗湯主之化生萬物皆主元陽水停脾土中元陽閉則氣浮以芫花辛溫氣味散脾土中所停之水水停脾

主十棗湯

土中土味不能轉運四方遂其生氣以甘遂辛
甘氣味遂其水而遂其生水停脾土中以大戟
苦寒氣鋭遂其水毋使稍停脾土無停水元陽開
右三味等分各別搗為散
則不逆一升十合也半物中分也以水一升半
象地天生成十數從中土分運四方復合為一
也水藏土中遂其停水恐傷土之真水先煮大

棗肥者十枚意先取味厚氣濃之物培固四方土氣毋使真水下泄取八合象陰數得陽正於八強人服一錢匕羸人服半錢匕平旦温服平旦晨明也陽氣引達半表服此方逐半裏脾土停水不傷其陽故取平旦温服若下少病不除者明日平旦更加半錢匕得快下利毋使氣味

留連後以糜粥自養助胃中之陰和陽氣内闔
午也

十棗湯方

芫花熬　甘遂　大戟　大棗十枚擘

右三味等分各別擣為散以水一升半先煮大
棗肥者十枚取八合去滓内諸末強人服一錢

匕羸人服半錢匕平旦温服若下少病不除者
明旦更加半錢匕得快下利糜粥自養

脉浮而緊而復下之緊反入裏則作痞按之自濡但
氣痞耳

浮陽浮半表也緊陰緊半裏也陽浮半表無陰
緩之陰緊半裏無陽舒之曰脉浮而緊復反也
下降也反復也入逆也陽浮半表無陰緩之陰
緊半裏無陽舒之如反以苦寒氣味降之陰液

不復半表逆於半裏地天之氣不交則作痞曰

（曰而復下之緊反入裏則作痞）

而復下之緊反入裏則作痞濡軟也如痞而不

鞕按之自軟證無水氣堅結但氣痞耳曰按之

自濡但氣痞耳

太陽病醫發汗遂發熱惡寒因復下之心下痞表裏
俱虛陰陽氣並竭無陽則陰獨復加燒鍼因胷煩面
色青黃膚瞤者難治今色微黄手足温者易愈
醫之為言意也發起也汗陰土液也遂因也熱
陽氣也太陽病一陽陽氣先陰而開浮半表下
以意會之起半裏陰液緩半表陽浮半裏陰液

不起半表陽無陰緩因發熱半裏陰無陽溫因
惡寒曰太陽病醫發汗遂發熱惡寒復來復也
下之指半裏下陰液也因半裏下陰液未和陽
脾土之陰因之結
氣來復於表地天之氣不交曰因復下之心下
痞鞕敗也獨單也地天氣隔不通表裏氣液俱
虛陰陽並敗半裏無陽則陰單不耦曰表裏俱

虚陰陽氣並竭無陽則陰獨復還也加上也還半表上陽氣來復半裏内暖機緘曰復加燒鍼地之水氣不左行天之金氣不右行半裏上胃次之陽不清因之煩曰因胃煩青東方生氣也黄土色也生陽之氣浮半表不來復半裏内温陰土之陰陰液不能外榮半表半裏上致面色

陰陽氣液難治表裏

青黄膚燥曰面色青黄膚瞤者難治今是時也微幽微處也手足應乎表裏易交易也如幽微處生陽未絶是時面色祇黄手足不冷陰陽可交易表裏曰今色微黄手足温者易愈

膚瞤瞤字恐燥字譌何也膚淺喻在皮膚之不深也膚乃至淺之處何能跳動讀者明之

心下痞按之濡其脉關上浮者大黃黃連瀉心湯主
之
心下脾土也陽不闔午藏邪脾土之陰不左行
地天氣隔不通則心下痞濡軟也心下按之軟
而不鞕明無水氣堅結脾土中也曰心下痞按
之濡陰陽出入以關為界上指半表上也浮陽

浮也其陽從左出於關不從右入於關半表上天之金氣不右行陽不闔午曰其脈關上浮者
主大黃黃連瀉心湯
大黃黃連瀉心湯主之主大黃黃連苦寒氣味堅金水表陰固陽闔午陽內闔脾土陰液左行其痞自解右二味象地數之始即偶之以麻沸湯二升兩而變之漬之須臾去滓取味淡氣輕

外堅金水表陰固陽闔乎如味厚氣濃則直入
腸中下泄故以麻沸湯漬之分溫再服再一舉
而二也象一陽舉二陰偶之

大黃黃連瀉心湯方

大黃二兩　黃連一兩

右二味以麻沸湯二升漬之須臾絞去滓分溫

再服

心下痞而復惡寒汗出者附子瀉心湯主之
而如也復往來也天之金氣不右行陽不往來
半裏下陽不往來半裏下脾土之陰不左行地
天氣隔不通則心下痞如陽不往來半裏下半
裏下陰失陽溫則惡寒陽不往來半裏下陰土
為汗主附子瀉心湯
之液出半裏上曰心下痞而復惡寒汗出者附

子瀉心湯主之。主附子大辛大熱，别煮汁取味厚氣濃，先入半裏，助子水中元陽。大黄、黄連、黄芩味苦氣寒，用麻沸湯漬之，須臾取味淡氣輕，堅金水表陰，固陽闔午，陽内闔陰，左行地天氣交，其痞自解。

附子瀉心湯方

大黄二兩　黄連一兩　黄芩一兩

附子一枚炮去皮破八片別煮汁

右四味切三味以麻沸湯二升漬之須臾絞去滓内附子汁分温再服

傷寒汗出句下恐遺脱一不字

傷寒汗出解之後胃中不和心下痞鞕乾噫食臭脅下有水氣腹中雷鳴下利者生薑瀉心湯主之

解緩也之往也後半裏也中應也和順也陽不藏邪浮半裏上陰液亦浮半裏上外出毛竅爲汗不緩經道陽氣前往半裏下半表上胃氣應降不順曰傷寒汗出不解之後胃中不和心下

脾土也陽不藏邪地天氣隔不通脾土陰堅曰
心下痞鞕乾燥也噫飽食息也臭敗味也食入
於陰長氣於陽陽不藏邪脾土陰液不左行半
表上土燥半裏下土寒食入無陽蒸化噯敗味
也曰乾噫食臭脅下屬人身左右樞機也有質
也雷鳴回轉聲也陽不內藏於邪外明於邪左

右樞滯水不左行聚於腹中有回轉聲下利半
裏不土利半表曰脅下有水氣腹中雷鳴下利
主生薑瀉心湯
者生薑瀉心湯主之生薑辛溫化氣橫行疏泄
半裏肌土水氣半夏辛平散半裏上水逆氣結
陽不藏卯土味不足於下以甘草極甘培之陽
不藏卯半裏下陰土不溫以乾薑溫在下之陰

以芩連苦寒堅金水表陰固在上之陽陽不藏
邪脾土陰液不生以人參大棗多汁益土之液
和内固之陽右八味象陰數得陽正於八以水
一斗象地天地生成十數煮取六升象陰數得陽
變於六去滓再煎取二升再一舉而二也溫服
一升一陽數也象一陽舉二陰偶之藏半裏也

日三服象三陽來復半表也

生薑瀉心湯方

生薑切四兩 甘草炙三兩 人參三兩 乾薑一兩

黄芩三兩 半夏洗半升 黄連一兩 大棗十二枚擘

右八味以水一斗煮取六升去滓再煎取二升

温服一升日三服

傷寒指歸 太陽篇卷之一 三百二九

傷寒中風醫反下之其人下利日數十行穀不化腹中雷鳴心下痞鞕而滿乾嘔心煩不得安醫見心下痞謂病不盡復下之其痞益甚此非熱結但以胃中虛客氣上逆故使鞕也甘草瀉心湯主之

反回還也之往也陽不闔于藏邪得浮半表上裏下

曰傷寒中風日是時也以意會之當回還半表上

陰液前往半表和陽闔午藏邪其人之陰液不上利而下利日數十行

陽氣下往其人陽氣下利是時陽數生於下成

於七合土之陰精行表裏上下曰醫反下之其

傷寒〻中風

人下利日數十行穀生也雷鳴回轉聲也陽不

闔午藏邪得浮半表上半裏下生陽不化腹中

之陰回轉下利半裏不上利半表曰穀不化腹

陰氣堅結痞悶

中雷鳴陽不闔午藏邪脾土之陰不上交曰心

下痞鞕而滿陽不闔午藏邪脾土之陰不土交
半表上土無陰潤陽無陰和曰乾嘔心煩不得
胃
致乾嘔心煩不安
安盡極也以意會之視心下痞謂陽氣土極於
午不極於子當復陽氣闔午藏邪運陰土之陰
前往半表曰醫見心下痞謂病不盡復陽氣半
裏下運陰土之陰前往半表其痞更甚此非天

傷寒指歸　太陽篇卷之一　三壹

之金氣不右行陽氣裏結不右降但因胃中土
味虛陽寄半表上不順半裏曰復下之其痞益
陽不闔午藏非令脾土陰失陽温而氣堅主甘草瀉心湯
甚此非熱結但以胃中虛客氣上逆陽不闔午
藏非令脾土陰失陽温而氣堅曰故使鞕也甘
草瀉心湯主之主甘草極甘用四兩之多培半
表上胃土味虛以乾薑辛温温半裏下脾土之

陰以半夏辛平散半裏上水逆氣結以芩連苦
寒堅半表上之陰固陽闔午藏邪
以人參多汁助土之液以和陽
以大棗十二
枚汁厚味濃固四維土氣右六味象陽數得陰
還於巳以水一斗象地天生成十數煮取六升
象陰數得陽變於亥去滓再煎取三升溫服一
升日三服象陽數得陰闔午陰數得陽開子

甘草瀉心湯方

甘草四兩 黄芩三兩 乾薑三兩 人參三兩

半夏半升洗 黄連一兩 大棗十二枚擘

右六味以水一斗煮取六升去滓再煎取三升

温服一升日三服

傷寒服湯藥下利不止心下痞鞕服瀉心湯已復以他藥下之利不止醫以理中與之利益甚理中者理中焦此利在下焦赤石脂禹餘糧湯主之復利不止者當利其小便

湯盪也下半表下也心下脾土也陽不藏邪服推盪藥陰液下利半表下不止脾土之陰不交

半表上地天氣隔不通曰傷寒服湯藥下利不（而痞鞕）止心下痞鞕已止也服瀉心湯苦寒氣味降半裏上陽氣内藏於那陽内藏陰得陽運下利止曰服瀉心湯已復再也以用也他彼之稱再用彼瀉心湯藥苦寒氣味降之陰液下利不止意會用理中湯與之其利益甚理正也理中者正

中焦不足之陰陽此利在下焦土氣不固陰液
下利不止赤石脂禹餘糧湯主之石稟火土之
精氣結成赤石脂色赤脂潤氣味甘平合禹餘
糧甘寒質類穀粉入下焦培土氣以固其陰曰
復以他藥下之利不止醫以理中與之利益甚
理中者理中焦此利在下焦赤石脂禹餘糧湯

主之復再也小便半裏也再利不止者主輸轉半裏陰液順利半表石脂餘糧秖能培下焦土氣以固其陰不能運氣輸轉半裏之陰曰復利不止者當利其小便已上二味象地數之始即偶之以水六升象陰數得陽變於六煮取二升去滓分三服象二陰耦陽固於土以生其陰也

赤石脂禹餘糧湯方

赤石脂一觔碎　禹餘糧一觔

已上二味以水六升煮取二升去滓分三服

傷寒吐下後發汗虛煩脉甚微八九日心下痞鞕脅
下痛氣上衝咽喉眩冒經脉動惕者久而成痿
後半裏也陽不藏邪水逆半裏上則上吐水逆
半表下則下利水逆肌表則出汗陰陽氣液不
藏於邪中土氣虛而煩曰傷寒吐下後發汗虛
煩甚深也陽不藏邪脉道陰深則陽氣微曰脉
傷寒指歸　太陽篇卷之一　壹異

甚微八九日未申時也陽不藏邪脾土陰液不
左交半表上地天氣隔不通曰（而痞鞕）八九日心下痞
鞕脅下人身左右樞機也陽不藏邪左右機滯
不通而痛曰脅下痛陽不藏邪其氣不從子左
舒反逆半裏上曰氣上衝咽喉目得陽而開得
陰而明陽不藏邪半裏之陰不能外致半表地

氣昏冒其明如有物蔽目而眩曰眩冒○經徑也
動作也惕疾也痿痹也人身之經脉如地之路徑
相通陽不藏邪則經脉作疾而成痹曰經脉動
惕者久而成痿○

傷寒指歸　太陽篇卷之一　壽芝

傷寒發汗若吐若下解後心下痞鞕噫氣不除者旋
覆代赭石湯主之
解止也後半裏也心下脾土也除易也陽氣發
揚半裏上不藏於亦水氣或逆半裏上從毛竅
外出爲汗或逆半裏上從咽旁嘔吐或逆半表
下從穀道旁下利汗吐下止水氣滯半裏上下

傷寒指歸　太陽篇卷之一　三百六十八

之中脾土之陰不從子左交地之[天]氣隔不通而痞鞕脾土陰氣受鬱於左其陰[氣]痞鞕不從左交易反逆於右從口而噯曰傷寒發汗若吐若下[不止者主旋覆代赭石湯]解後心下痞鞕噯氣不除者旋覆代赭石湯主之旋覆花黃味鹹氣溫黃屬土色鹹稟冬令水氣主藏溫稟春令木氣主升代赭石色赤味苦

氣寒赤屬火色苦為火味寒為水氣旋圓轉也
合旋覆圓轉其氣更於左而代於右半夏辛平
散半裏上水逆氣結生薑辛溫化氣橫行疏泄
半裏土氣（中水）陽不藏邪陰液不生土味不足以甘
草極甘培其土味以人參大棗多汁助其土液
右七味象陽數得陰復於七煮取六升象陰數

傷寒指歸　太陽篇卷之一　三十四

得陽變於六去滓再煎取三升溫服一升日三服象陽數得陰藏邪陰數得陽開子

旋覆代赭石湯方

旋覆花三兩　人參一兩　半夏洗半升

代赭石二兩　甘草炙三兩　生薑切五兩

大棗十二枚擘

右七味以水一斗煮取六升去滓再煎取三升
温服一升日三服

傷寒大下後復發汗心下痞惡寒者表未解也不可攻痞當先解表表解乃可攻痞解表宜桂枝湯攻痞宜大黄黄連瀉心湯

大半表也下半表下也後半裏也復反也發起也陽不藏邪其陽氣往來表裏皆浮陽浮半表下脾土陰液反起半裏上爲汗曰傷寒大下後

傷寒指歸　太陽篇卷之一　壹圭

復發汗心下脾土也痞氣隔不通也陽浮半表下脾土陰液反起半裏上為汗不交於左地天氣隔不通而痞曰心下痞攻治也半表下陽浮未得陰緩半裏上肌土之陰未得陽溫惡寒者不可以苦寒氣味治其痞曰惡寒者表未解也不可攻痞當主也主先緩半表下陽浮表陽得緩半

裏上陰得陽溫不惡寒者乃可攻痞曰當先解
表表解乃可攻痞緩半表下陽浮宜桂枝湯甘
溫氣味溫半裏上之陰半裏上陰溫土疏陽氣
來復於午藏於卯曰解表宜桂枝湯固半裏上
陽氣不降宜大黃黃連瀉心湯苦寒氣味堅金
水表陰固陽藏卯脾土之陰得陽左行地天氣

交其痞自解曰攻痞宜大黄黄連瀉心湯

病如桂枝證頭不痛項不强寸脈微浮胷中痞鞕氣上衝咽喉不得息者此為胷有寒也當吐之宜瓜蔕散

如往也證質也頭項半表經道也寸脈指半表也微無也浮陽浮也病陽往半表上質頭項不痛不强半表脈中無陽浮質陽有陰固曰病如

桂枝證頭不痛項不強寸脈微浮胷中半裏上
也鞕堅也咽屬胃因地氣以上通喉屬肺候天
氣以下降氣從心下達於脾曰息寒水氣也質
半表上頭項不強痛脈中無陽浮袛半裏上氣
隔不通而堅是地氣能左運上通於咽不能候
天氣下降內達於脾其氣上衝半裏上不從心

下達於脾此為半裏上有水也曰胸中痞鞕氣
上衝咽喉不得息者此為胸有寒也當吐之宜
瓜蔕散涌逆胸中之水從口吐出胸中水除其
陽氣來復半裏上回還半裏下瓜蔕苦寒氣薄
浮而升赤小豆甘平體重沉而降凡豆體皆重
取豆豉得蒸盦之氣易重從輕宣發胸中壅塞

主吐去胸中之水適瓜蔕散

之水右二味象地數之始即偶之各別搗篩為
散已合治之取一錢匕散者散也象散而復合
為一也以香豉一合熱湯七合象一陽合二陰
來復於七也煮作稀糜去滓取汁和散溫頓服
之頓服是一氣服下取其氣易升而易吐也服
之不吐者少少加得快吐乃止於亡血虛家不

可與瓜蔕散何也亡血虛家土之液少如誤吐之恐陰陽氣液損而不復也

瓜蔕散方

瓜蔕熬黃一分　赤小豆一分

右二味各別擣篩為散已合治之取一錢匕以香豉一合用熱湯七合煮作稀糜去滓取汁和

散溫蛕服之不吐者少少加得快吐乃止諸亡
血虛家不可與瓜蔕散

病脅下素有痞連在臍旁痛引少腹入陰筋者此名藏結死

脅下屬人身兩旁陰陽樞開樞闔之部署病人脅下素有痞連處臍旁證陰陽開闔之生氣日衰於裏不能通其痞結曰病脅下素有痞連在臍旁痛不通也引進也筋力也肉中之力氣之

元也藏藏也氣氣之元陽不能運動有形之陰陰氣日進少腹少腹陰藏中不能藏其元陽陽氣不能內生從子左開陰氣裏結（其陽無則死）日痛引少腹入陰筋者此名藏結死

傷寒病若吐若下後七八日不解熱結在裏表裏俱
熱時時惡風大渴舌上乾燥而煩欲飲水數升者白
虎加人參湯主之

陽不藏卯病水逆半裏或從口吐出或從穀道
旁下出曰傷寒病若吐若下後半裏也七八日
午未時也解緩也熱陽氣也在居也或吐或下

傷寒指歸　太陽篇卷之一　三十三

半裏液少至午未時不有陰液從子上緩其陽
陽氣結居半裏上表陽不有陰緩裏陰不有陽
藏土日後七八日不解熱結在裏表裏俱熱風陽
氣也時時惡風謂時時惡熱非謂外惡風之凉
氣也曰時時惡風半裏下液少不能上潤胃土
主白虎凡加人參湯
之燥欲飲水數升以上濟其陽曰大渴舌上乾

燥而煩欲飲水數升者白虎加人參湯主之主
白虎復天氣清降固陽藏卯加人參甘寒多汁
助土之液和内藏之陽

傷寒無大熱口燥渴心煩背微惡寒者白虎加人參湯主之

陽得陰因則藏於邪陰得陽生則開於子太半表也熱陽氣也陽不藏邪無半表陽氣藏半裏下以生陰曰傷寒無大熱口屬半裏上也心陽也無半裏下陰液從子左開土潤胃土之燥而

傷寒指歸　太陽篇卷之一　壹堯

還半裏上以和其陽曰口燥渴心煩背屬半表上也微無也陽不藏邪其陽氣往來表裏皆浮無陽浮半表下半表上經道失溫惡寒之證者主白虎湯（加人參）肅半裏上陽氣內藏於邪加人參甘寒多汁益土之液以配內藏之陽曰背微惡寒者白虎加人參湯主之

傷寒脉浮發熱無汗其表不解者不可與白虎湯渴欲飲水無表證者白虎加人參湯主之

浮陽浮也熱陽氣也汗陰土液也陽不藏取陰土之液不生其陽氣往來皆浮曰傷寒脉浮發熱無汗表半表也解開也其陽浮半表下不上開者不可與白虎湯肅降天氣曰其表不解者

不可與白虎湯證明見也陽不藏邪陰土之液不

生無半裏陰液表明上潤半表上胃土之燥曰

無見太陽陽浮半表下之證者主白虎加人參湯

渴欲飲水無表證者白虎加人參湯主之主白

虎湯肅降半裏上陽氣內藏於邪加人參多汁

益土之液配內藏之陽

太陽與少陽合病自下利者與黄芩湯若嘔者黄芩加半夏生薑湯主之

與從也合聚也自由也下半表下也太陽從少陽聚半表上不内於午陰液由半表下下利不利半表上以固其陽曰太陽與少陽合病自下利者與黄芩湯（者與黄芩湯）黄芩苦寒甘草極甘大棗甘平

黃芩湯苦甘氣味固肌表之陽内堅在下之陰

多汁取苦甘氣味合化其陰固陽内午陽不内午半裏下土氣不疏以芍藥苦平氣味疏泄土氣右四味象陰陽氣液分别四方以水一斗象地天生成十數煮取三升象陽數内午去滓温服一升象陽數開子日再夜一服再一舉而二也象一陽舉二陰耦之若水逆半裏上從口嘔

主黄芩加半夏生薑湯

者加半夏辛平氣味降半裏上水逆氣結加生薑辛溫氣味化氣橫行疏泄左右絡道之陰水不逆半裏上其陽内闔無阻曰若嘔者黄芩加半夏生薑湯主之

黄芩湯方

黄芩 三兩 甘草 二兩 炙 芍藥 二兩 大棗 十二枚擘

右四味以水一斗煮取三升去滓溫服一升日
再夜一服若嘔者加半夏半升生薑三兩

傷寒胷中有熱胃中有邪氣腹中痛欲嘔者黄連湯
主之
胷中指半裏上也有得也熱陽氣也冬寒損去
半裏上得陽氣不藏於亥曰傷寒胷中有熱胃
中指半表上也邪不正也陽氣應藏則藏謂之
正氣應藏不藏謂之邪氣陽不藏亥半表陽氣

傷寒指歸　太陽篇卷之一　三百卅三

不降而有偏曰胃中有邪氣腹中指半裏下也陽不藏邪半裏下陰失陽溫不通而痛曰腹中痛陽不藏邪半裏下水氣不左舒逆半裏上欲
者主黃連湯
嘔曰欲嘔者黃連湯主之黃連苦寒堅半裏金水表陰固陽氣藏邪乾薑辛溫溫半裏下陰土之陰桂枝辛溫溫表裏經道之陰半夏辛平解

半裏上水逆氣結陽不藏邪土味不足土之液
少以甘草極甘人參大棗多汁培土之氣益土
之液配內藏之陽右七味象陽數得陰復於七
以水一斗象地天生成十數煮取六升象陰數
得陽變於六去滓溫服一升日一服夜二服象
一陽舉二陰耦之

黄連湯方

黄連三兩　甘草三兩　乾薑三兩

桂枝三兩去皮　人參二兩　半夏半升洗

大棗十二枚擘

右七味以水一斗煮取六升去滓温服一升日

一服夜二服

傷寒八九日風濕相搏身體疼煩不能自轉側不嘔不渴脉浮虛而濇者桂枝附子湯主之若其人大便鞕小便自利者去桂枝加白朮湯主之

八九日未申時也風陽氣也濕陰氣也身可屈伸也體第也陽不藏邪其氣往來表裏皆浮至未申時陽浮半裏上陰塞半裏下陽與陰相搏

陽與陰相搏半裏上陰陽屈伸表裏次第不通主桂枝附子湯

半裏陰陽屈伸次第不通曰傷寒八九日風濕相搏身體疼煩不能自轉側渴水涸也水不逆半裏上曰不嘔水不涸半裏下曰不渴陽浮半裏上虛半裏下陰氣濇而不滑曰脉浮虛而濇者桂枝附子湯主之桂枝辛溫溫表裏經道之陰附子辛熱助子水中元陽生薑辛溫化氣橫

者主桂枝附子湯

行疏泄表裏絡道之陰甘草極甘大棗甘平取
汁厚氣濃固四維土氣右五味象土之中數也
以水六升象陰數得陽變於六也煮取二升二
陰數也去滓分温三服三陽數也象陰陽氣液
次第前進開于闔午也若不定之辭大半表也
小半裏也或其人半表陽氣不順利半裏半裏

陰失陽溫而氣堅或半裏陰液從半表下下利如斯半表之陽無陰内固半裏半裏之陰無陽氣土舉半表曰（主去桂枝加白朮湯）若其人大便鞕小便自利者去桂枝加白朮湯主之去桂枝辛溫溫半表經道之陰加白朮四兩甘溫多汁培土氣益土之液合前四味象土數也（右五味）以水七升象陽數得陰變

半表之陽無陰内固半裏半裏之陰無陽氣土舉半表主去桂枝加白朮湯二方去桂用桂讀者明之

於七也煮取三升去滓分溫三服象陽數得陰
闔午開子也初服其人身如痺半日許復服之
三服盡其人如冒狀勿怪此因附子白朮之氣
味合走皮內逐水氣未得除故使之爾當加桂
枝四兩通經道之陰經道陰通水氣自不走皮
內陰陽氣液自循經道左旋右轉此本一方二

法也

桂枝附子湯方

桂枝四兩 生薑三兩切 附子三枚炮破八片 去皮

甘草二兩炙 大棗十二枚擘

右五味以水六升煮取二升分溫三服

桂枝去桂加白朮湯方

白朮四兩　甘草二兩炙　附子三枚炮
生薑三兩　大棗十二枚擘
右五味以水七升煮取三升去滓分溫三服初
服其人身如痹半日許復服之三服盡其人如
冒狀勿怪此以附子白朮并走皮肉逐水氣未
得除故使之爾當加桂枝四兩此本一方二法

也

風濕相搏骨節疼煩掣痛不得屈伸近之則痛劇汗出氣短小便不利惡風不欲去衣或身微腫者甘草附子湯主之

風陽氣也濕陰氣也骨節主裏陽與陰相搏半裏上不能次第前進濕通骨節之陰曰風濕相搏骨節疼煩掣痛不得屈伸近迫也劇甚也骨

陰液出半裏上不順利半裏下回還於左汗出氣短此半裏下液少主甘草附子湯

節之陰不通陰氣迫之則痛甚曰近之則痛劇汗陰土液也小便半裏也陰液出半裏上不順

故氣短則

利半裏下回還於左曰汗出氣短小便不利風陽氣也熱氣也陽與陰相搏半裏上惡其熱而又惡其風曰惡風不欲去衣或亂也身可屈伸

毛竅閉喜外有所衛

也微幽微處也陽與陰相搏半裏上氣液內亂

不能屈伸向半裏下幽微處內運滯於肌腠而
腫曰或身微腫者甘草附子湯主之陽不藏邪（者主甘草附子湯）
土味不足於下主甘草極甘培之附子辛熱助
子水中元陽白朮甘溫多汁益土之液桂枝辛
溫用四兩之多溫通表裏關節經道之陰右四
味象陰陽氣液分運四方也以水七升象陽數

傷寒指歸　太陽篇卷之一　三百卆

得陰變於七也煮取三升去滓溫服一升日三服象陽數得陰藏邪開子也微幽微處也汗陰土液也解開也初服得半裏下陰溫陽氣藏邪合幽微處陰液和陽氣開子曰初服得微汗則解能食汗止復煩者服五合恐一升多者多勝也恐陽勝於陰曰宜服六七合為始

甘草附子湯方

甘草二兩炙　附子二枚炮去皮破八片

白朮二兩　桂枝四兩去皮

右四味以水七升煮取三升去滓溫服一升日三服初服得微汗則解能食汗止復煩者服五合恐一升多者宜服六七合為始

傷寒脈浮滑此表有熱裏有寒白虎湯主之
表半表也熱陽氣也其陽應天之陰氣從午右
降裏半裏也寒水氣也其水應地之陽氣從子
左升天之陰氣不右降陽不藏邪陽不藏邪地
之水氣不從子左升脈道中陰陽氣液浮滑半
裏上不滑利半裏下曰傷寒脈浮滑此表有熱
主白虎湯
傷寒指歸　太陽篇卷之一　三直

裏有寒白虎湯主之陰陽相交為知相生為母
主知母六兩苦寒氣味交陽氣於邪入裏以生
陰石膏一觔氣寒味淡肅天之金氣以藏陽陽
不藏邪土之氣味不足於裏以甘草甘味培之
外出肌表太多腠理空疏不固
陽不藏邪土之陰液不足於裏以粳米六合甘
平汁黏益土右四味以水一斗象陰陽氣液轉

運四方合地天生成十數煮米熟湯成去滓溫服一升日三服象陽數得陰藏取陰數得陽開子

白虎湯方

知母六兩　石膏一觔

甘草二兩　粳米六合

右四味以水一斗煮米熟湯成去滓温服一升
日三服

傷寒脈結代心動悸炙甘草湯主之

脈血理也血理分裏行體中如水在地得陽氣
轉運百川不息謂之脈也結裏結也代不還也
更也心陽也動靜之對也陽不藏邪半裏下脈
道中陰氣裏結地之陰液不還於左更於右陽
主炙甘草湯
失陰靜而動悸曰傷寒脈結代心動悸炙甘草

傷寒指歸　太陽篇卷之一　三百四

湯主之陽不藏邪土味不足於下以甘草極甘培之以生薑辛溫化氣橫行疏泄表裏土氣以桂枝辛溫溫通表裏經道之陰阿膠甘平與血脈相宜合人參地黃大棗甘寒氣味益土之陰液配來復之陽血液復於中土恐關節之氣不利取麻子仁性滑流通冬主閉藏門主開轉取

麥門冬能通
上下四旁令
結在解絕者
續指藏府液
少言

門冬開轉關門固其陽氣門冬根顆連絡不斷
能通上下四旁令結者解絕者續酒乃穀之精
華釀成以清酒和水煮使脉中氣血營內榮外
不失表裏生生氣化之機右九味以清酒七升
象陽數得陰變於九復於七以水八升先煮八
味象陰數得陽正於八也煮取三升去滓內膠

烊消盡溫服一升日三服象陽數得陰闔午陰
數得陽闢子

炙甘草湯方
甘草炙四兩 生薑切三兩 乾地黄一觔
桂枝去皮三兩 人參二兩 麥門冬半升
阿膠二兩 大棗十二枚擘 麻子仁半升

右九味以清酒七升水八升先煮八味取三升去滓内膠烊消盡溫服一升日三服一名復脉湯

或曰炙甘草湯又名復脉湯何也答曰土得火而生陽不藏𨚫土味不足於下以甘草極甘培之故名炙甘草湯人身肌肉象地之土地脉中

陰陽氣液流通草木皆受其益人身亦然陽不藏邪脉道中陰液不復此湯能復脉中陰陽氣液故又名復脉湯

脈按之來緩而時一止復來者名曰結又脈來動而中止更來小數中有還者反動名曰結陰也脈來動而中止不能自還因而復動者名曰代陰也得此脈者必難治

按驗也緩遲緩也時指下時中也復反也名明也結裹結也血理分派行體中如地之水得陽

傷寒指歸　太陽篇卷之一　三十五

午中左手寸部也

陰數亥數也

陰數得陽變於六

氣轉運表裏不息脈道中陰液陽氣由子左運半表驗之來遲而午中一止反來半表上者明其陽氣浮半裏上不還半裏下半裏下陰數裏結曰脈按之來緩而時一止復來者名曰結動出也中午時中也更變更也易也小半裏也數陰數也又脈道陽氣來出能於午時還於裏因

半表上陽氣不還半裏半裏下陰氣裏結名曰結陰半裏下陰液不還半表上名曰代陰其脉應寸脉來動而中一止復來者名曰結代

時變易基於戌亥來半裏地支之六數午中有還者反出半表上明結陰半裏下曰又脉來動而中止更來小數中有還者反動名曰結陰也代不還也脉道中陽氣來出而午中止萬陽氣不能從半裏上還半裏下因而反出半表上者明半裏下陰氣裏結不從子還半表上曰脉來動

傷寒指歸　太陽篇卷之一　三頁八

而中止不能自還因而復動者名曰代陰也必
表識也難愈也得此脉者表識愈陰陽氣液不
治予午曰得此脉者必難治

傷寒雜病論指歸太陽篇卷之一終

陽明庚編

竹生

傷寒指歸

陽明篇原文

問曰病有太陽陽明有正陽陽明有少陽陽明何謂也答曰太陽陽明者脾約是也正陽陽明者胃家實是也少陽陽明者發汗利小便胃中燥煩實大便難是也

陽明之為病胃家實也

問曰何緣得陽明病答曰太陽病若發汗若下若利小便此亡津液胃中乾燥因轉屬陽明不更衣內實大便難者此名陽明也

問曰陽明病外證云何答曰身熱汗自出不惡寒反惡熱也

問曰病有得之一日不發熱而惡寒者何也答曰雖

得之一日惡寒將自罷即自汗出而惡熱也
問曰惡寒何故自罷答曰陽明居中土也萬物所歸無所復傳始雖惡寒二日自止此為陽明病也
本太陽病初得病時發其汗汗先出不徹因轉屬陽明也傷寒發熱無汗嘔不能食而反汗出濈濈然者是轉屬陽明也

傷寒轉繫陽明者其人濈濈然微汗出也

傷寒三日陽明脉大

傷寒脉浮而緩手足自温是為繫在太陰太陰者身當發黄若小便自利者不能發黄至七八日大便鞕者為陽明也

陽明中風口苦咽乾腹滿微喘發熱惡寒脉浮而緊

若下之則腹滿小便難也
陽明病若能食名中風不能食名中寒
陽明病若中寒不能食小便不利手足濈然汗出此
欲作固瘕必大便初鞕後溏所以然者以胃中冷
水穀不別故也
陽明病欲食小便反不利大便自調其人骨節疼翕

傷寒指歸　陽明篇卷之二原文　四

翕然如有熱狀奄然發狂濈然汗出而解者此水
不勝穀氣與汗共并脈緊則愈
陽明病欲解時從申至戌上
陽明病不能食攻其熱必噦所以然者胃中虛冷故
也以其人本虛故攻其熱必噦
陽明病脈遲食難用飽飽則微煩頭眩必小便難此

欲作穀疸雖下之腹滿如故所以然者脈遲故也
陽明病法多汗反無汗其身如蟲行皮中狀者此以久虛故也
陽明病反無汗而小便不利二三日嘔而欬手足厥者必苦頭痛若不欬不嘔手足不厥頭不痛
陽明病但頭眩不惡寒故能食而欬其人必咽痛若

傷寒指歸　陽明篇卷之二原文　罯

不欬者咽不痛
陽明病無汗小便不利心中懊憹者身必發黄
陽明病被火額上微汗出小便不利者必發黄
陽明病脉浮而緊者必潮熱發作有時但浮者必盜
汗出
陽明病口燥但欲漱水不欲嚥者此必衄

陽明病本自汗出醫更重發汗病已差尚微煩不了了者此大便欲鞕故也以亡津液胃中乾燥故令大便鞕當問其小便日幾行若本小便日三四行今日再行故知大便不久出今為小便數少以津液當還入胃中故知不久必大便也

傷寒嘔多雖有陽明證不可攻之

陽明病心下鞕滿者不可攻之攻之利遂不止者死利止者愈

陽明病面合赤色不可攻之攻之必發熱色黄小便不利也

陽明病不吐不下心煩者可與調胃承氣湯

陽明病脉遲雖汗出不惡寒者其身必重短氣腹滿

而喘有潮熱者此外欲解可攻裏也手足濈然而
汗出者此大便已鞕也大承氣湯主之若汗多微
發熱惡寒者外未解也其熱不潮未可與承氣湯
若腹大滿不通者可與小承氣湯微和胃氣勿令
大泄下
陽明病潮熱大便微鞕者可與大承氣湯不鞕者不
傷寒指歸　陽明篇卷之二原文　畢

與之若不大便六七日恐有燥屎欲知之法少與小承氣湯湯入胃中轉矢氣者此有燥屎乃可攻之若不轉矢氣者此但初頭鞕後必溏不可攻之攻之必脹滿不能食也欲飲水者與水則噦其後發熱者必大便復鞕而少也以小承氣湯和之不轉矢氣者慎不可攻也

和字恐知字譌

大下後六七日不大便煩不解腹滿痛者此有燥屎
也所以然者本有宿食故也宜大承氣湯
夫實則譫語虛則鄭聲鄭聲重語也直視譫語喘滿
者死下利者亦死
發汗多若重發汗者亡其陽譫語脈短者死脈自和
者不死

傷寒若吐若下後不解不大便五六日上至十餘日
日晡所發潮熱不惡寒獨語如見鬼狀若劇者發
則不識人循衣摸牀惕而不安微喘直視脈弦者
生濇者死微者但發熱譫語者大承氣湯主之若
一服利止後服

陽明病其人多汗以津液外出胃中燥大便必鞕鞕

則譫語小承氣湯主之若一服譫語止更莫復服
陽明病譫語發潮熱脉滑而疾者小承氣湯主之因
與承氣湯一升腹中轉矢氣者更服一升若不轉
矢氣勿更與之明日不大便脉反微濇者裏虚也
為難治不可更與承氣湯也
陽明病譫語有潮熱反不能食者胃中必有燥屎五

六枚也若能食者但鞕爾宜大承氣湯下之
陽明病下血讝語者此為熱入血室但頭汗出者刺
期門隨其實而寫之濈然汗出則愈

傷寒雜病論指歸陽明篇卷之二

陽明篇

問曰病有太陽陽明有正陽陽明有少陽陽明何謂也答曰太陽陽明者脾約是也正陽陽明者胃家實是也少陽陽明者發汗利小便胃中燥煩實大便難是也

傷寒指歸　陽明篇卷之二　一

脾陰土也約束也土主信陰液包藏土中應太陽陽氣開闔共相約束不失信也病得太陽陽氣先陰而開浮于表下陰土之液不和陽氣共相約束往來表裏土失信也曰太陽陽明者脾約是也胃陽土也實虚之對也陽得陰則土虚不實陽正於巳無于裏下陰土之液以和其陽

虚是土疏通也非土氣不足也

陽土實而不虛曰正陽陽明者胃家實是也。發見也汗陰土液也利宜也小半裏也便利也胃中半表上土也燥不潤也煩陽失陰和也實虛之對也大半表也難患也少陽陽明從子樞開從午樞闔見半裏下陰土之液不和陽氣開於子闔於午宜半裏下陰土之液利於半表以和

傷寒指歸　陽明篇卷之二　二

其陽半裏下陰土之液不左行半表上土燥不潤陽失陰和而煩陽土氣實不虛其陽不利半裏患於半表曰少陽陽明者發汗利小便胃中燥煩實大便難是也

陽明之為病胃家實也

陽明之為指陽正於巳無半裏下陰土之液和陽氣回還於巳内闔於午病陽土氣實不虛曰陽明之為病胃家實也非謂以手按胃中實鞕為胃家實也

傷寒指歸　陽明篇卷之二　三

問曰何緣得陽明病答曰太陽病若發汗若下若利小便此亡津液胃中乾燥因轉屬陽明不更衣内實大便難者此名陽明也

若不定之辭發越也汗陰土液也下半表下也小半裏也便利也此彼之對亡同無胃中半表上土也屬繫也更迭也衣依也實虛之對也大

半表也難患也太陽病陽氣先陰而開浮半表下陰土之液或從半表下毛竅越出或陰液衹[為汗]利半裏彼無陰液來復半表半表上土乾氣燥其陽因無陰和轉繫半表上不能送運依附經道闔午半表上土實不虛陽無陰和不順利半裏患於半表此名陽明也

問曰何緣得陽明病答曰太陽病若發汗若下若利小便此亡津液胃中乾燥因轉屬陽明不更衣内實大便難者此名陽明也

問曰陽明病外證云何答曰身熱汗自出不惡寒反惡熱也

身伸也舒也熱陽氣也汗陰土液也自從也反復也陽氣伸舒半表上無陰固之浮而發熱陰土之液從陽氣交蒸半表上不有天氣肅降其陽來復於午曰身熱汗自出不惡寒反惡熱也

證不惡寒反惡熱象

陽明病外證云何答曰

問曰病有得之一日不發熱而惡寒者何也答曰雖得之一日惡寒將自罷即自汗出而惡熱也

一日子時也一陽陽氣從子初開少而未壯不能衞護半表半裏上肌土之陰故不發熱而惡寒將壯也自子至午其陽壯其寒自罷天之金氣不右行其陽不復於午陰土之液從陽氣交

傷寒指歸　陽明篇卷之二　六

蒸半表上即自汗出而惡熱問曰病有得之一日不發熱而惡寒者何也答曰雖得之一日惡寒將自罷即自汗出而惡熱也

問曰惡寒何故自罷答曰陽明居中土也萬物所歸
無所復傳始雖惡寒二日自止此爲陽明病也
一陽陽氣初開惡寒何故自已
中表裏上下左右之中也土爲萬物之母歸藏
也無生於有有生於無所處也傳轉也陰陽氣
液居半表上辰土中萬物生長還半裏下戌土
中萬物收藏至戌亥處萬物從有生於無戌土

傷寒指歸　陽明篇卷之二　七

陰陽氣液復轉於子交紐丑土萬物從無生於有曰陽明居中土也萬物所歸無所復傳始初也二日丑時也一陽陽氣從子先陰初開而氣浮其陽少而未壯半表半裏上肌土之陰失其陽護故惡寒陰土之液不和一陽陽氣交紐丑土引達於寅明於卯震動於辰其陽氣從半表

問曰惡寒何故自罷答

上止不還已闔午日始雖惡寒二日自止此為
陽明病也

本太陽病初得病時發其汗汗先出不徹因轉屬陽明也傷寒發熱無汗嘔不能食而反汗出濈濈然者是轉屬陽明也

初始也發舒也汗陰土液也先前也出進也徹通（透）也本太陽病陽氣始開得浮半表下時當舒陰土之液和陽氣轉運半表陰土之液前進不（外達毛竅未透）

傷寒指歸　陽明篇卷之二　九

足
通半表以和其陽陽氣自盛於上因轉繫陽明
緩
也曰本太陽病初得病時發其汗汗先出不徹
因轉屬陽明也陰土之液不和陽氣還已闔午
藏邪陽浮半裏上無陰固之曰傷寒發熱無汗
半裏下陰土之液不還半表水氣無所區別逆
水穀無陽蒸化
半裏上而嘔曰嘔不能食而如也反回還也濈

疾也然燒也如回還半裏下陰液上半表上爲
汗疾如火燒者此是天之金氣右行不及陽氣
轉繫半裏上不藏邪也曰而反汗出濈濈然者
是轉屬陽明也

傷寒轉繫陽明者其人濈然微汗出也

微無也陽不藏卯陰土之液失其生化陽氣往來轉於半裏繫於半表其人發熱疾如火燒無陰液外出和陽氣闔午藏卯曰傷寒轉繫陽明者其人濈然微汗出也

傷寒三日陽明脉大

三日寅時也陽明謂寅時陽開得陰氣明也脉血理也大則為虚陽不藏邪陰土之液失其生化至次日寅時陽氣上達血理之陰内虚不能和緩陽氣明邪闔午向幽昧處去藏於邪曰傷寒三日陽明脉大

傷寒脉浮而緩手足自温是為繫在太陰太陰者身當發黄若小便自利者不能發黄至七八日大便鞕者為陽明也

浮陽浮也緩遲緩也陽不藏邪脉道中陽浮遲緩半裏下上不藏於内曰傷寒脉浮而緩手足内應脾土太陰脾土也陽氣遲緩半裏下上不藏於

內手足從之温此為陽氣繫在太陰其液不能

脾土之陰陰不疏

屈伸半表土失水榮黄色外現曰手足自温是為繫在太陰太陰者身當發黄如半裏下陰土之液從陽氣利半表上者土得水榮曰若小便自利者不能發黄七八日午未時也大便半表也鞕堅也半表陽氣至午未時不能闔午向幽

昧處入申藏卯半裏下陰土之液失其陽溫而
堅為陽氣繫在陽明也曰至七八日大便鞕者
為陽明也

陽明中風口苦咽乾腹滿微喘發熱惡寒脉浮而緊
若下之則腹滿小便難也
風陽氣也咽屬胃陽氣得炎半表上無半裏下
陰土之液上潤胃土之燥以和其陽曰陽明中
風口苦咽乾陽氣得炎半表上不闔於午半裏
下陰土之液失其陽運而滿幽微處之陰氣不

還半表逆半裏上從口出而喘曰腹滿微喘半表上陽無陰固而發熱半裏下陰無陽温而惡寒陽無陰固而氣浮半表上陰無陽温而氣緊半裏下曰發熱惡寒脉浮而緊若如也下降也難患也如以苦寒氣味降之則腹中之陰不能轉運半表在半裏為患曰若下之則腹滿小便

難也。

傷寒指歸　陽明篇卷之二

共

陽明病若能食名中風不能食名中寒
食為陰風陽氣也陽氣病浮半表上若能食得
陽土中陰少陽多能分别水穀曰陽明病若能
食名中風寒陰氣也陽氣病浮半表上不闔午
藏邪半裏下陰液陽氣漸少得陽土氣寒不能
分别水穀曰不能食名中寒

陽明病若中寒不能食小便不利手足濈然汗出此欲作固瘕必大便初鞕後溏所以然者以胃中冷水穀不別故也

陽明陽氣病浮半表上不闔午藏丣半裏下水氣不能蒸運分別半表上得陽土氣寒曰陽明病若中寒不能食小便半裏也濈疾也然燒也

四維者指身之四維也

此彼之對欲之為言續也作動也固四塞也瘕假也半裏陰土之液不得陽氣利於半表從四肢疾如火燒外出為汗彼陰土之液動於手足四維假陰氣閉塞其液不能假陽氣轉運經道行於表裏曰小便不利手足濈然汗出此欲作固瘕必表識也大便半表也初始也鞕堅也後

半裏也溏水氣濡滯也表識陽氣浮半表上不
闔午藏卯四維之陰始堅半裏下水氣濡滯曰
必大便初鞕後溏以因也所以然者因陽氣不
闔午藏卯半裏下陰土中陽少得陽土氣寒水
穀不別曰所以然者以胃中冷水穀不別故也

陽明病欲食小便反不利大便自調其人骨節疼翕翕然如有熱狀奄然發狂濈然汗出而解者此水不勝穀氣與汗共并脈緊則愈

欲食貪愛也陽明陽氣浮半表上得陽土中陰少陽多病貪愛飲食曰陽明病欲食小便半裏也反難也陽氣浮半表上不利半裏下陰土之液

難於右不利於左曰小便反不利大便半表也
調和也陽利半表自和不闔午藏邪其人半裏
下骨節之陰失陽氣温通而疼曰大便自調其
人骨節疼、翕翕動也熾也有得也陽氣浮半表
上不闔於午陽動熱、起甚如火熾、如得熱、病狀
曰翕翕然、如有熱狀奄然、忽然、也陽得陰則明

陽氣浮半表上半裏下陰液不從左上舉君主
忽然失明不能審得失之地曰奄然發狂濈疾
也然燒也汗陰土液也出進也而作能讀解緩
也其熱疾如火燒陰土之液前進半表上能緩
汗出
陽氣闔午曰濈然汗出而解者此彼之對勝舉
也陽氣浮半表上不闔於午此水氣不從左上

舉曰此水不勝穀氣生氣也并合也緊不舒也半裏下生陽陽氣與陰土陰液合而從左上舉半裏不溫之陰得陽氣左舒半表不闔之陽得陰液右緩半裏曰穀氣與汗共并脈緊則愈

陽明病欲解時從申至戌上

陽得陰則明得陰則固陽得陰固其陽闔午從申下降內藏於卯至戌土之亥時蒸陰土之液從子左開曰陽明病欲解時從申至戌上

陽明病不能食攻其熱必噦所以然者胃中虚冷故
也以其人本虚故攻其熱必噦
攻堅也熱陽氣也噦氣逆也胃中半表上辰土
也陽明半表上病不能食若以寒凉氣味堅固
半裏之陰半表上陽氣必逆而不順半裏下陰
液陽氣内少不能蒸化辰土之陰胃中氣虚而

寒。曰陽明病不能食攻其熱必噦所以然者胃中虛冷故也。以因也。本根核也。因其人半裏下根核陽氣不足之故若堅固半裏之陰半表陽氣必逆而不順曰以其人本虛故攻其熱必噦

陽明病脉遲食難用飽飽則微煩頭眩必小便難此欲作穀疸雖下之腹滿如故所以然者脉遲故也

遲不足也陽明半表病半裏脉中生陽不足曰陽明病脉遲食入於陰長氣於陽食入脾土之陽不能蒸化飲食之陰曰食難用飽微𮮐微也煩悶也𮮐微之陽不能疏通飲食之陰而生煩

問曰飽則微煩頭爲清陽之所賴穀之陰精上濟爲之清脾土氣實不疏穀之陰精不能轉運半表上濟其陽而頭爲之眩亂曰頭眩必表識也小便半裏也難患也表識半裏之陰不利半表患於半裏曰必小便難此彼之對作爲也穀生氣也疸陽旦也彼半裏脾土之陰爲病病陽

旦之生氣不能使陰液外榮半表土之黃色外現曰此欲作穀疸下之指陰土液也腹復也滿悶也雖陽氣來復半裏下不足以疏陰土之陰而腹滿如故所以然者生陽之氣不足半裏脉中脾土陰氣不疏曰雖下之腹滿如故所以然者脉遲故也

陽明病法多汗反無汗其身如蟲行皮中狀者此以久虛故也

法象也陰陽氣液明半表上天之金氣不左固陽不右行病象多汗曰陽明病法多汗反回還也汗陰土液也身可屈伸也以因也久常於中也虛不足也陽氣回還半表無陰土之液和其

陽氣屈伸表裏皮中如蟲蠕動此因脾土陰液常虛於中不足半表曰反無汗其身如蟲行皮中狀者此以久虛故也。

陽明病反無汗而小便不利二三日嘔而欬手足厥者必苦頭痛若不欬不嘔手足不厥頭不痛

反回還也汗陰土液也陽明半表病陰土之液不和陽氣回還半表曰陽明病反無汗而如也小半裏也便利也二三日丑寅時也如半裏陰液利右不利左至丑寅時陰液不和陽氣交紐

傷寒指歸　陽明篇卷之二　三七

手足厥者必苦頭痛至丑寅時嘔吐涎沫而欬者此厥陰頭痛也吴茱萸湯主之

丑土引達於寅水氣無所區別逆半裏上嘔而欬曰而小便不利二三日嘔而欬手足應乎表裏陽往半表無陰助之則兩手不温陰居半裏無陽助之則兩足不温陽往半表水逆半裏陰陽氣液不交蒸巳午頭部陰滯曰手足厥者必苦頭痛若不欬不嘔手足不厥者頭不痛此明

陰液陽氣和於表裏也

陽明病但頭眩不惡寒故能食而欬其人必咽痛若不欬者咽不痛

頭為清陽之所賴半裏脾土陰精上濟為之清病半裏脾土陰精不能轉運半表上濟於頭而頭為之眩亂曰陽明病但頭眩故承上起下之辭陰陽氣液承上回還於巳起下内闔於午半

裏下陰得陽温曰不惡寒故能食而如也必表
識也咽因地液以温通如陽不藏邪陰液亦不
藏邪阻牛裏氣道致欬陽不藏邪地之陰液不
能蒸運牛表上通於咽曰而欬其人必咽痛若
陰陽氣液藏於邪該於亥開於子地氣温通於
咽曰若不欬者咽不痛

陰得陽化

陽明病無汗小便不利心中懊憹者身必發黄
陽明半表病無陰土之液和陽氣外明半表曰
陽明病無汗小便半裏也半裏陰液不利半表
和陽氣明於卯震動於辰回還於巳内闔於午
心之陽失其陰固土之陰失其陽舉陰陽氣液
不交濟子午内證恨亂難言陰液不和陽氣屈

仲半表土失水榮外現黄色曰小便不利心中
懊憹者身必發黄。

陽明病被火額上微汗出小便不利者必發黃、

被表也火隨也額上半裏上也微無也出進也陽明半表病無脾土陰液隨陽氣外明半表進半裏上曰陽明病被火額上微汗出脾土陰液不利半表土失水榮外現黃色曰小便不利者必發黃。

陽明病脉浮而緊者必潮熱發作有時但浮者必盜汗出

浮陽浮也必表識也有質也陽明卯時病陽浮半表脉中陰緊半裏脉中陽浮半表無陰固之陽不闔午浮半表上發熱表識其熱發作如江海潮來質乎是時不失信也曰陽明病脉浮而

傷寒指歸　陽明篇卷之二　三五

緊者必潮熱發作有時盜私利也陽氣但浮半表脉中陰液不緊半裏脉中表識陰液不和陽氣行於半表經道私利毛竅為汗出曰但浮者必盜汗出

陰液不和陽氣利於半表經道私利毛竅為汗出明陰液不緊半裏而堅毋用大承氣湯寒固

半表上陽氣溫疏半裏下土氣

陽明病口燥但欲漱水不欲嚥者此必衄
口屬半裏上也陽明半表病陰土之液不能轉
運半表以潤其燥曰陽明病口燥半表上土燥
半裏下水不左行但愛水以漱其口不能嚥下
曰但欲漱水不欲嚥者彼半裏下水不左行此
半表上陽不右闔陽動於上陽絡不固其血不

能右行必循鼻竅逆出自此必衄

得半表上土潤半裏下土濕水液從子左行陽

氣從午右行陽絡固鼻自不衄

陽明病本自汗出醫更重發汗病已差尚微煩不了了者此大便必鞕故也以亡津液胃中乾燥故令大便鞕當問其小便日幾行若本小便日三四行今日再行故知大便不久出今為小便數少以津液當還入胃中故知不久必大便也

本底下也自從也汗陰土液也陽明半表底下

陰液從毛竅外出為汗不得天之金氣左固闔
陽右行陽明陽氣病不闔午曰陽明病本自汗
出醫意也更復也重尊也發揚也以意會之復
天之金氣左固右行尊陽氣陰液發揚半裏曰
醫更重發汗已止也差不齊也病陽氣止於午
不齊於子曰病已差尚上也微無也不了了者

不明也陽得陰則固得陰則明陽止於午半表上陽無陰固而煩陽失陰明曰尚微煩不了了者大半表也便順利也鞕堅也彼半表陽氣止於午不順利半裏半裏之陰必堅曰此大便必鞕故也以因也亡同無胃中半表上辰土也令使也因半裏無津液回還半表辰土乾燥不潤

故使半表陽氣不利半裏半裏陰堅曰以亡津
液胃中乾燥故今大便鞕當主也小半裏也本
始也今是時也再兩也故使之知也久常於中
也出進也主問半裏陰液外出為汗日幾次若
始半裏陰液外出為汗日三四次是時衹雨次
使之知半表陽氣可得半裏之陰利右不失其

常而前進戊土中也曰當問其小便日幾行若本小便日三四行今日再行故知大便不久出入進也今為半裏陰液外出為汗數少以陰液當回還前進半表辰土上使之知半表陽氣得陰利右不失其常而前進戊土中也曰今為小便數少以津液當還入胃中故知不久必大便

也。

傷寒嘔多雖有陽明證不可攻之

陽不藏邪水亦不藏邪逆半裏上從口嘔多曰傷寒嘔多證候也攻堅也水逆半裏上雖有陽明陽氣逆邪不藏之候不可以寒涼氣味堅天地金水表陰以降其陽何也寒陰氣也水亦陰氣也水逆半裏上得天之金氣凝肅則水不行

留半裏上為痰飲、曰雖有陽明證不可攻之。

陽明病心下鞕滿者不可攻之攻之利遂不止者死
利止者愈
心下脾土也攻堅也陽明半表陰液不隨陽氣
明半表上結於心下不可以寒涼氣味堅之堅
之致陰液下陷不舉半裏陰無陽舉半表陽無
陰固利遂不止曰陽明病心下鞕滿者不可攻
傷寒指歸　陽明篇卷之二　三九

之攻之利遂不止者死利止其陰液可以上固其陽曰利止者愈

陽明病面合赤色不可攻之攻之必發熱色黄小便不利也

面半裏上也合聚也赤陽氣也攻堅也必表識也陽明半表病陰氣不和陽氣明於半表聚半裏上陽開氣明半裏上陰氣過之面現赤色不可用寒涼氣味堅半裏之陰堅之表識半表陽

無陰和半裏陰（而發發熱）無陽運土失水滎而黃色外現

如斯半裏陰液不利半表曰陽明病面合赤色

不可攻之攻之必發熱色黃小便不利也

陽明病不吐不下心煩者可與調胃承氣湯
吐舒也心陽也不吐謂陽明半表上半裏下陰
液無陽氣轉運左舒下降也不下謂半表上陽
氣無陰和之右降而煩陽土化燥可與調胃承
氣湯鹹苦甘氣味化在上之燥固陽氣闔午使
陰液陽氣和於表裏曰陽明病不吐不下心煩

者可與調胃承氣湯
聖人取藥命名作方命名皆有至理存焉竊思
大黄命名之義大象天地之大陰黄稟地之正
色地之大陰失陽氣疏泄半裏陰土之液不能
順承半表和陽氣右降半裏故取大黄氣味苦
寒固天之金氣闔陽右降疏泄土氣使陰陽氣

液順承半表回還半裏此大黄命名之義也凡
陽氣先陰而開半裏陰土之液不左行陽氣居
半表上不闔於午陽不闔午半裏下土氣不疏
陰液不生大地乾燥不潤取芒消鹹寒稟水陰
之精氣化大地燥堅取甘草極甘培大地土味
右三味以水三升煮取一升象陽數得陰復於

七陰數得陽變於六去滓內芒消更上微火煮令沸少少温服之少少者不多也象陽氣內半裏得陰和之左閒毋多服令陰液下泄也

調胃承氣湯方

大黄四兩去皮清酒浸　甘草二兩炙　芒消半升

右三味㕮咀以水三升煮取一升去滓內芒消

更上火微煮令沸少少温服之

陽明病脉遲雖汗出不惡寒者其身必重短氣腹滿
而喘有潮熱者此外欲解可攻裏也手足濈然而汗
出者此大便已鞕也大承氣湯主之若汗多微發熱
惡寒者外未解也其熱不潮未可與承氣湯若腹大
滿不通者可與小承氣湯微和胃氣勿令大泄下
遲不足也出進也身可屈伸也重不輕也陽明

半表病陰陽氣液不足脉中雖陰土之液前進半表合陽氣交蒸於午不惡寒其陰陽氣液屈伸表裏不足以健運肌體之陰從輕曰陽明病脉遲雖汗出不惡寒者其身必重脉中陰陽氣液轉運不足半表上曰短氣脉中陰陽氣液轉運不足半裏下曰腹滿而喘有質也熱陽氣也

外表也欲之為言續也解緩也攻治也質陽氣發揚半表上無陰緩之其熱如江海潮來不失信者此半裏下陰液不足以繼續半表上緩其陽氣可益半表上陰液治陽氣闔午日有潮熱者此外欲解可攻裏也手足内應脾土濈疾也然燒也大半表也便利也己己土也鞕堅也手

足發熱疾如火燒而汗出手足此半表陽氣利於半裏不足以温疏己土陰堅其陰陽氣液反逆於手足主大承氣湯寒少温多氣味寒外固四肢之陽温內疏己土陰堅曰手足濈然而汗出者此大便已鞕也大承氣湯主之微衰也陽得陰則彊若陰土之液出毛竅多陽無陰彊衰

微之陽浮半表上發熱半裏下陰失陽溫惡寒者此半表上陽氣未能舒緩半裏也其液出毛竅多無半裏乙土陰堅衰微之陽浮外無半表上潮熱不可與承氣湯曰若汗多微發熱惡寒者外未解也其熱不潮未可與承氣湯腹復也今使也太大承氣也下半裏下也陽氣發揚半

表上不來復半裏下腹中陰失陽温而大滿不
通者可與小承氣湯微和胃氣小承氣湯寒多
温少與微温氣味和胃土之陰重苦寒氣味外
固半表上陽氣闔午向幽昧處去藏於卯陽得
陰固陰得陽温其滿自除勿使大承氣湯温多
寒少氣味疏泄半裏下乙土陰堅曰若腹大滿

不通者可與小承氣湯微和胃氣勿令大泄下

大承氣湯方

大黃四兩酒洗　厚樸半斤炙香去皮去皮謂去外之粗皮

枳實五枚炙　芒消三合

右四味以水一斗先煮二物取五升去滓内大黃取二升内芒消更上火微煮一兩沸分溫再

服得下餘勿服
右四味四字從口口四方也口中八字象陰土之液不可聚一方當分别八方也以水一斗一斗十升也象天生地成十數具先煮二物倍厚樸苦温氣味炙香運土助脾枳實臭香形圓香能化土之濁陰圓能轉運土氣升降取五升五

土之中數也象陰陽氣液包藏土中轉運不息去滓內大黃取二升二陰數也大黃味苦氣寒外堅金水表陰以固陽陽內固二陰耦之內芒消鹹寒氣味化陰土燥堅更上火微煮一兩沸分溫再服再一舉而二也象一陽舉二陰耦之得下餘勿服得下下字非謂腸中糞下謂服湯消得陽其氣圓轉表裏不得陽其氣下趨腸中

後得半裏下土氣温疏陰陽氣液從子左開所
餘之湯即勿服
人之軀殼象地百脉象地之百川百脉中陰液
升降應太陽陽氣環抱八方若天之太陽陽開
氣浮大地陰液不左行其陰堅結地之半裏下
陽不内固其陰不温不疏不生百川之流欲竭

人身象乎天地太陽陽開氣浮軀殼中陰液不左行其陰堅結半裏下陽不內固其陰不溫不疏不生百脈之流亦竭取大承氣湯寒固浮外之陽溫疏己土陰堅陽內固土氣疏陰陽氣液自不失表裏生生氣化之機

小承氣湯方

大黄四兩酒浸　厚樸二兩去外粗皮切片炙香　枳實三枚大者

右三味以水四升煮取一升二合去滓分温二服初服湯當更衣不爾者盡飲之若更衣者勿服之

右三味以水四升三陽數也四四方也象半表陽氣來半裏環轉四方煮取一升二合一陽數

前輩謂更衣二字指大便出也

也二陰數也象一陽復二陰耦之去滓分温二服初服湯當更衣更代也還也衣依也初服湯其陽當還於右其陰當依附陽氣環轉於左不爾者爾謂進之也陰陽氣液不前進於子環轉於左者盡飲之若陰液依附陽氣環轉於左者勿服之

大半表也大承氣湯溫多寒少湯入胃中其氣蒸運即從胃之津門蒸出內溫疏脾土堅結之陰溫生半裏下陰液和陽氣環轉半表上不已小半裏也小承氣湯寒多溫少湯入胃中其氣蒸運從胃之津門蒸出外固半表上胃土之陽寒固半表上陽氣和陰液環轉半裏下不已此

大小承氣二湯轉運左右之理也

傷寒指歸　陽明篇卷之二　　至

和字恐知字譌

陽明病潮熱大便微鞕者可與大承氣湯不鞕者不與之若不大便六七日恐有燥屎欲知之法少與小承氣湯湯入胃（腹）中轉矢氣者此有燥屎乃可攻之若不轉矢氣者此但初頭鞕後必溏不可攻之攻之必脹滿不能食也欲飲水者與水則噦其後發熱者必大便復鞕而少也以小承氣湯和之不轉矢氣者慎

不可攻也

陽氣發揚半表上無陰緩之其熱如江海潮來不失信也曰陽明病潮熱大半表也便順利也微幽微處也鞕堅也陽氣發揚半表上不順利半裏半裏下幽微處乙土之陰失陽氣温疏堅結者可與大承氣湯温多寒少氣味寒固半表

上陽氣闔午温疏半裏下己土陰堅己土陰不
堅結者不與之曰大便微鞕者可與大承氣湯
不鞕者不與之六七日巳午時也恐驚惶之意
有得也欲之為言續也知陰陽相交為知半表
陽氣旺於巳闔於午至其時若半表陽氣不還
巳闔午形志驚惶得己土陰氣燥堅液不左行

陽不右闔欲陽氣繼續右闔半裏陰液相交半
表之法少與小承氣湯寒多溫少氣味湯入胃
中其氣從胃之津門蒸出寒固半表上陽氣其
味下降從胃之下口趨入腸中轉矢氣者此得
陰土燥堅於裏液不左行乃可用大承氣湯外
治陽氣内闔於午内疏已土陰堅曰若不大便

六七日恐有燥屎欲知之法少與小承氣湯湯入胃〔腹〕中轉矢氣者此有燥屎乃可攻之初始也頭陽也鞕強也後半裏也必定辭也溏水氣濡滯也若不轉矢氣者彼無半裏下乙土陰氣燥堅此但始開之陽氣浮半表下半表上經道之陰失陽氣溫疏而項強陽氣浮半表下半裏陰

失陽温定有水氣濡滯不可以苦寒氣味降之
如降之陽氣不上升水氣不左行必脹滿不能
食曰若不轉矢氣者此但初頭鞕後必溏不可
攻之攻之必脹滿不能食也陽氣上升液不左
行陽氣浮半表上陽土氣燥不潤愛飲水水陰
氣也噦氣逆也嘔也陽氣浮半表上半裏陰失

陽運水氣濡滯無所區別上逆於口而嘔曰欲
飲水者與水則噦其指陽氣也後半裏也指陽
氣不還半裏浮半表上發熱表識陽氣浮半表
上發熱不復半裏半裏下己土陰堅而陽少曰
其後發熱者必大便復鞕而少也以用也慎禁
戒也之指己土陰也用小承氣湯不轉矢氣知

慎禁戒也

己土之陰不燥堅禁戒不可用大承氣湯治之
曰以小承氣湯知之不轉矢氣者慎不可攻也

大下後六七日不大便煩不解腹滿痛者此有燥屎
也所以然者本有宿食故也宜大承氣湯
大半表也下半裏下也後半裏也燥屎陰也六
七日巳午時也半表陽開半裏下陰液不和陽
燥屎陰也
氣轉運半表上至巳午時半表之陽不順利半
裏陽失陰和煩而不解解緩也不有半裏下陰

液和緩半表上陽氣闔午腹中陰失陽通滿痛
者此得乙土陰氣燥堅液道不左行曰大下後六
七日不大便煩不解腹滿痛者此有燥屎也本
始也宿住也食偽也得乙土陰氣燥堅之所以
宜適理也
然者始得陽氣先陰而閉陰液住半裏下不來
復半表上如人偽言爽約也宜適理也適大承

氣湯之理温疏半裏下己土陰堅寒固半表上
陽氣闔午日所以然者本有宿食故也宜大承
氣湯。

夫實則譫語虛則鄭聲鄭聲重語也直視譫語喘滿
者死下利者亦死

夫陽氣實半表上無陰和之證語言多煩曰夫
實則譫語陰得陽健則語聲輕而不重陰失陽
健則語聲重而不輕陽氣實半表上半裏陰中
陽虛陰失陽健曰虛則鄭聲鄭聲重語也陽氣

實半表上無陰液上濟於腦目睛糸直不能轉視而語煩陽氣實半表上不還半裏裏之濁陰不左行逆半裏上從口出而喘曰直視譫語喘滿者死。陽氣實半表上不還半裏下陰液下利不還半表上陰陽氣液不相交濟曰下利者亦死。

發汗多若重發汗者亡其陽譫語脉短者死脉自和者不死

發揚也汗陰土液也若如也重複也亡同無陰土之液發揚半表多如重複發揚多者無陰緩其陽則語言多煩無陰緩其陽陽氣外泄脉道之陽則短而不長曰發汗多若重發汗者亡其

傷寒指歸　陽明篇卷之二　五十九

陽譫語脉短者死。自從也。脉道之陽，能得陰液
從半表和緩，半裏曰脉自和者，不死。

傷寒若吐若下後不解不大便五六日上至十餘日
日晡所發潮熱不惡寒獨語如見鬼狀若劇者發則
不識人循衣摸牀惕而不安微喘直視脈弦者生濇
者死微者但發熱譫語者大承氣湯主之若一服利
止後服

若不定之辭陽氣不藏邪陰液亦不藏邪陰液

傷寒指歸　陽明篇卷之二　卒

土之水也水留連半裏上或從口吐出水留連半裏下或從穀道旁下出曰傷寒若吐若下後半裏也陽緩也陽不藏邪半裏下陰液不左行其陽氣不有陰緩而藏曰後不解五六日辰巳時也十餘日戌亥時也陽不藏邪不有半表陽氣震動於辰回還於巳內闔於午上至戌亥時

從予左閒每於日晡所其陽氣浮外發熱如江海潮來不失信也曰不大便五六日上至十餘日日晡所發潮熱陽氣獨盛於外故不惡寒陽氣獨盛於外陰氣獨盛於內陰陽氣液不和表裏耳如有所聞目如有所見故獨語如見鬼狀[illegible]獨語如見鬼狀劇甚也發明也陽得陰則明如陰盛於內不外

和其陽。其陽不明。其神則昏。旦不惡寒。獨語如見鬼狀。若劇者。發則不識人。其陽不明。著其衣而循衣。著其牀而摸牀。曰循衣摸牀。惕恐懼貌陰陽氣液不交易。中土神志恐懼。曰惕而不安微幽。微處也。幽微處。陰氣不轉運。半表半裏上從口出而喘。無陰液上濟於腦。目睛系直不能轉視曰微喘直視弦數也木之生氣也脈中之陰未見生陽氣絶曰脈弦者生濇不滑也脈中之陰失生陽之氣滑利曰脈濇者死微者譫無以上之劇證曰微者但見發熱譫語主大承氣湯溫疏半裏下脾土之陰寒固半表上胃土之陽若一服陰液順利半表陽氣順利半裏發

熱譫語已即止後服曰但發熱譫語者大承氣
湯主之若一服利止後服。

陽明病其人多汗以津液外出胃中燥大便必鞕鞕
則譫語小承氣湯主之若一服譫語止更莫復服
陽明半表天之金氣不左固右行病其人陰液
隨陽氣旺於半表多曰陽明病其人多汗以因
也胃中半表上土也因陽旺半表津液外出半
表毛竅多胃土氣燥曰以津液外出胃中燥必

表識也鞕從草從更草改也表識半表上陽氣
得天地金水表陰之氣左固右行可以改更陰
液外出半表毛竅多天地金水表陰之氣不可
以改更陽不闔午藏邪則語言多煩曰大便必
鞕鞕則譫語主小承氣湯重苦寒氣味固半表
上陽氣闔午取微温氣味疏泄半裏土氣外開

於予曰小承氣湯主之若一服陽氣固譫語止

更莫復服

陰液出半表毛竅多無半裏下陰土液堅故不

用大承氣湯芒消與堅主小承氣湯固陽疏土

傷寒指歸　陽明篇卷之二　窗西

陽明病譫語發潮熱脈滑而疾者小承氣湯主之因與承氣湯一升腹中轉矢氣者更服一升若不轉矢氣勿更與之明日不大便脈反微濇者裏虛也為難治不可更與承氣湯也

陽明半表病天地金水表陰之氣不左固右行

闔陽於午則語言多煩曰陽明病譫語陽明陽

氣發揚半表上不闔於午至其時發熱如江海潮來不失信也曰發潮熱滑從水利也疾數也陽氣發揚半表上脉中陰液隨陽氣利半表而數者是陰陽氣液利半表脉中不利半裏脉中主小承氣湯重苦寒氣味固陽氣闔午取微温氣味疏泄半裏土中之陰曰脉滑而疾者小承

氣湯主之因從口從大會意大陰大陽氣液旺
半表脈中不內闔半裏脈中與小承氣湯一升
若腹中轉矢氣者再服一升不轉矢氣者是已
土之陰燥堅勿更與之曰因與承氣湯一升腹
中轉矢氣者更服一升若不轉矢氣勿更與之
曰因與承氣湯[illegible]
日是時也微細也濇不滑也裏陰也難思也明

是時不有半表陽氣順半裏脉反細濇不滑是陰中陽虚也陰中陽虚爲患甚陽不治於子不可再與承氣湯曰明日不大便脉反微濇者裏虚也爲難治不可更與承氣湯也

陽明病譫語有潮熱反不能食者胃中必有燥屎五
六枚也若能食者但鞕爾宜大承氣湯下之
陽明半表上無陰和之則語言多煩曰陽明病
譫語有質也質陽明半表上無陰和之闔午至
其時發熱如江海潮來不失信也曰有潮熱反
回還也胃中指半表上辰土也陽明半表無陰

半裏下陰液漸少謂半裏下戌土中陽氣陰液皆少半表上辰土氣寒故不能食曰反不能食者胃中

內固回還半裏半裏下陰液陽氣漸少不能蒸
運半表上辰土氣寒白反不能食者胃中必表
識也燥屎陰也五指半裏下戌土也枚數也六
枚指亥水陰數表識陽明半表上質無陰液之和闔
午半裏下戌土陰燥亥水陰數無陽變於六曰
必有燥屎五六枚也鞕堅也爾謂進之也宜適

理也下之指半裏下陰也如半表上陰少陽多
能分别水穀凡半裏下陰失陽疏而氣堅阻陽
前進於午適大承氣湯温多寒少之理温疏半
裏下堅結之陰寒固半表上陽氣闔午曰若能
食者但鞕爾宜大承氣湯下之

傷寒指歸　陽明篇卷之二　　　定八

陰絡中血指脾土陰絡中血也

陽明病下血讝語者此為熱入血室但頭汗出者刺期門隨其實而寫之濈然汗出則愈

陽明半表陰絡中血不隨陽氣轉運半表上故下血血陰也讝語者病人寐而自語也陽得陰則明陰血不隨陽氣轉運半表上其陽不明寐而自語熱陽氣也入逆也血室人之軀殼也陽

曰陽明病下血讝語者

傷寒指歸　陽明篇卷之二　究

逆軀殻半表上不右闔半裏血逆軀殻半裏下
不左運半表此為熱入血室曰陽明病下血讝
語者此（口）為熱入血室頭陽也汗陰土液也陽逆（出見也）
軀殻半表上陰土之液不流徧周身但從頭上
出刺訊決也期復其時也門主開轉也隨從也
寫輸也訊決陽（氣）逆軀殻半表上陽氣衰不能期復

其時開闔之門不利從其陽實半表上而輸轉之使陽闔午曰但頭汗出者刺期門隨其實而寫之濈疾也然燒也陽內闔陰絡中血得其陽舉陰土之液得其陽運表裏上下陰陽血氣相通其液疾如火燒流徧周身曰濈然汗出則愈

傷寒指歸

陽明
少陽
辛編

竹生

汗出譫語者以有燥屎在胃中此為風也須下之過經乃可下之下之若早語言必亂以表虛裏實故也下之則愈宜大承氣湯

傷寒四五日脉沈而喘滿沈為在裏而反發其汗津液越出大便為難表虛裏實久則譫語

三陽合病腹滿身重難以轉側口不仁而面垢譫語

傷寒指歸　陽明篇卷之二原文　畢

遺尿發汗則讝語下之則額上生汗手足逆冷若自汗出者白虎湯主之

二陽併病太陽證罷但發潮熱手足漐漐汗出大便難而讝語者下之則愈宜大承氣湯

若渴欲飲水口乾舌燥者白虎加人參湯主之

若脉浮發熱渴欲飲水小便不利者猪苓湯主之

陽明病汗出多而渴者不可與猪苓湯以汗多胃中
燥猪苓湯復利其小便故也
脈浮而遲表熱裏寒下利清穀者四逆湯主之
若胃中虛冷不能食者飲水則噦
脈浮發熱口乾鼻燥能食者則衄
陽明病脈浮而緊咽燥口苦腹滿而喘發熱汗出不
傷寒指歸　陽明篇卷之二原文　卒

惡寒反惡熱身重若發汗則躁心憒憒反譫語若
加燒鍼必怵惕煩躁不得眠若下之則胃中空虛
客氣動膈心中懊憹舌上苔者宜梔子豉湯主之
陽明病下之其外有熱手足溫不結胸心中懊憹饑
不能食但頭汗出者梔子豉湯主之
陽明病發潮熱大便溏小便自可胸脇滿不去者小

柴胡湯主之
陽明中風脈弦浮大而短氣腹都滿脅下及心痛久
按之氣不通鼻乾不得汗嗜臥一身及面目悉黃
小便難有潮熱時時噦耳前後腫刺之少差外不
解病過十日脈續浮者與小柴胡湯脈但浮無餘
證者與麻黃湯若不尿腹滿加噦者不治

陽明病脅下鞕滿不大便而嘔舌上白胎者可與小柴胡湯上焦得通津液得下胃氣因和身濈然而汗出解也

陽明病自汗出若發汗小便自利者此為津液内竭雖鞕不可攻之當須自欲大便宜蜜煎導而通之若土瓜根及與大猪膽汁皆可為導

陽明病脉遲汗出多微惡寒者表未解也可發汗宜
桂枝湯
陽明病脉浮無汗而喘者發汗則愈宜麻黄湯
陽明病發熱汗出此為熱越不能發黄也但頭汗出
身無汗劑頸而還小便不利渴引水漿者此為瘀
熱在裏身必發黄茵陳蒿湯主之

陽明病其人喜忘者必有蓄血所以然者本有久瘀血故令喜忘屎雖鞕大便反易其色必黑宜抵當湯下之

陽明病下之心中懊憹而煩胃中有燥屎者可攻腹微滿初頭鞕後必溏不可攻之若有燥屎者宜大承氣湯

病人不大便五六日繞臍痛煩躁發作有時者此有燥屎故使不大便也

病人煩熱汗出則解又如瘧狀日晡所發熱者屬陽明也脈實者宜下之脈浮虛者宜發汗下之與大承氣湯發汗宜桂枝湯

病人小便不利大便乍難乍易時有微熱喘冒不能

傷寒指歸　陽明篇卷之二原文　五三

卧者有燥屎也宜大承氣湯
食穀欲嘔者屬陽明也吴茱萸湯主之得湯反劇者
屬上焦也
脉陽微而汗出少者爲自和也汗出多者爲太過陽
脉實因發其汗出多者亦爲太過太過爲陽絶於
裏亡津液大便因鞕也

脈浮而芤浮為陽芤為陰浮芤相搏胃氣生熱其陽
則絕
趺陽脈浮而澁浮則胃氣强澁則小便數浮澁相搏
大便則難其脾為約麻仁丸主之
太陽病三日發汗不解蒸蒸發熱者屬胃也調胃承
氣湯主之

太陽病若吐若下若發汗微煩小便數大便因鞕者
與小承氣湯和之愈
傷寒吐後腹脹滿者與調胃承氣湯
得病二三日脉弱無太陽柴胡證煩躁心下鞕至四
五日雖能食以小承氣湯少少與微和之令小安
至六日與承氣湯一升若不大便六七日小便少

者雖不能食但初頭鞕後必溏未定成鞕攻之必
溏須待小便利屎定成鞕乃可攻之宜大承氣湯
傷寒六七日目中不了了睛不和無表裏證大便難
身微熱者此為實也急下之宜大承氣湯
陽明病發熱汗多者急下之宜大承氣湯
發汗不解腹滿痛者急下之宜大承氣湯
傷寒指歸　陽明篇卷之二原文　五五

腹滿不减减不足言當下之宜大承氣湯

陽明少陽合病必下利其脉不負者順也負者失也

互相尅賊名為負也脉滑而數者有宿食也當下

之宜大承氣湯

病人無表裏證發熱七八日雖脉浮數者可下之假

令已下脉數不解合熱則消穀喜飢至六七日不

大便者有瘀血也宜抵當湯若脈數不解而下不止必協熱而便膿血也

傷寒發汗已身目為黄所以然者以寒濕在裏不解故也以為不可下也於寒濕中求之

傷寒七八日身黄如橘子色小便不利腹微滿者茵陳蒿湯主之

傷寒指歸　陽明篇卷之二原文　㞢

傷寒身黄發熱者梔子蘗皮湯主之
傷寒瘀熱在裏身必發黄麻黄連軺赤小豆湯主之

少陽篇

少陽之為病口苦咽乾目眩也
少陽中風兩耳無所聞目赤胷中滿而煩者不可吐下吐下則悸而驚

傷寒脉弦細頭痛發熱者屬少陽少陽不可發汗發
汗則譫語此屬胃胃和則愈胃不和則煩而悸
本太陽病不解轉入少陽者脅下鞕滿乾嘔不能食
往來寒熱尚未吐下脉沈緊者與小柴胡湯
若已吐下發汗温鍼譫語柴胡湯證罷此為壞病知
犯何逆以法治之

三陽合病脉浮大上關上但欲眠睡目合則汗

傷寒六七日無大熱其人煩躁者此為陽去入陰故也

傷寒三日三陽為盡三陰當受邪其人反能食而不嘔此為三陰不受邪也

傷寒三日少陽脉小者欲已也

少陽病欲解時從寅至辰上

傷寒指歸　少陽篇卷之三原文　五八

汗出譫語者以有燥屎在胃中此為風也須下之過經乃可下之下之若早語言必亂以表虛裏實故也下之則愈宜大承氣湯

汗陰土液也以因也有得也燥屎陰也陰液外出毛竅語言多煩者因陽氣浮半表上不闔於午得半裏下陰土不温而躁燥曰汗出譫語者以

有燥屎在察也胃中半表上辰土也風陽氣也下之指半裏下陰氣也察陽氣浮半表上不闔於午須溫疏半裏下陰氣寒固半表上陽氣曰在胃中此為風也須下之過失也經常也亂不治也陽闔失常乃可溫疏半裏下陰氣寒固半表上陽氣陽氣尚未失常溫疏半裏下陰氣寒、

陽得陰則彊而不虛陰得陽則健而不實

固半表上陽氣若早表裏陰陽升降不治乎年

氣液內亂語言多錯

曰過經乃可下之下之若早語言必亂以用也因也用温疏半裏下陰氣寒固半表上陽氣之法因半表上陽虛不闔於午半裏下陰實不開於子

故也

曰以表虛裏實故也愈進也温疏半裏下陰氣前進半表寒固半表上陽氣前進半裏適

大承氣湯之理、曰下之則愈宜大承氣湯。

傷寒四五日脉沈而喘滿沈為在裏而反發其汗津
液越出大便為難表虚裏實久則譫語
四五日邪辰時也沈裏也喘陰逆半裏上也滿
悶也陽不藏邪其陽氣往來表裏皆浮至次日
邪辰時半裏下陰液失陽氣温疏震動半表經
道故脉沈裏陰失陽氣温疏震動半表經道其

陰逆半裏上故喘而滿曰傷寒四五日脉沉而
喘滿發越也沉為在裏之陰液失陽氣溫疏震
動半表經道而反越陰土之液外出毛竅半表
經道中陽氣順利半裏為之難曰沉為在裏而
反發其汗津液越出大便為難久常於中也半
表陽氣失其陰助而表虛半裏陰氣失其陽疏

悶
半裏上
為汗

而裏實表裏陰陽升降失常則語言多煩曰表
虛裏實久則譫語。

三陽合病腹滿身重難以轉側口不仁而面垢譫語
遺尿發汗則譫語下之則額上生汗手足逆冷若自
汗出者白虎湯主之
合聚也三陽陽氣聚半表上不來復半裏下陰
土之陰失陽氣溫疏曰三陽合病腹滿身重難
以轉側口與面屬半裏上也陽得陰則明陰得

陽則運三陽陽氣聚半表上不來復半裏下陰
土之陰失陽氣轉運半表明半裏上曰口不仁
而面垢三陽陽氣聚半表上不來復半裏下在
陽重於上則多言
下之陰不能轉運半表上和陽氣内闔曰譫語
少陽氣上舉尿系鬆而遺尿
遺尿發揚陰土之液外出毛竅為汗不和經道
中陽氣闔午則語言多煩曰發汗則譫語下之

指半裏下陰液也額上半裏上也生出也手足
應乎表裏半裏下陰液不轉運半表上和經道
中陽氣闔午下其液反出半裏額上為汗表陽無
陰助之則兩手不温裏陰無陽助之則兩足不
温曰下之則額上生汗手足逆冷若如也自從
也出進也如陰液從半裏下前進半表上從毛

竅外越不和經道中陽氣闔午者主白虎湯固金水表陰闔陽於午曰若自汗出者白虎湯主之

若自汗出者五字不可忽畧如陰土之液為大汗外出毛竅心中煩熱渴飲方可用白虎湯否則不可妄施之

二陽併病太陽證罷但發潮熱手足漐漐汗出大便難而譫語者下之則愈宜大承氣湯

二陽陽明也併屏也屏蔽也罷已也陽明陽氣屏蔽半表上不闔於午病太陽頭項強痛惡寒證罷（已）但陽氣發揚半表上無陰和之闔午其熱至其時如江海潮來不失其信曰二陽併病太

陽證罷但發潮熱漐漐汗出貌而如也陰液外
出手足不上和陽氣闔午半表陽氣順利半裏（陽浮於上則多言）
為之難如陰液外出手足不上和陽氣闔午宜（適大承氣湯）
溫疏半裏下陰液外開於子寒固半表上陽氣
內闔於午日手足漐漐汗出大便難而譫語者
下之則愈宜大承氣湯

若渴欲飲水口乾舌燥者白虎加人参湯主之

若陽氣發揚半表上無半裏下陰液土濟陽闔

胃土不潤渴欲飲水口乾舌燥者主白虎湯左

固金水表陰闔陽右行加人参甘寒多汁助中

土不足之陰液以和其陽曰若渴欲飲水口乾

舌燥者白虎加人参湯主之

傷寒指歸　陽明篇卷之二　七十八

若脉浮發熱渴欲飲水小便不利者猪苓湯主之

發揚也熱陽氣也陽氣發揚半表無陰和之故脉浮發熱渴欲飲水曰若脉浮發熱渴欲飲水小半裏也便順利也半裏陰液不順利半表以（主猪苓湯以滋潤燥）和其陽者猪苓湯主之曰小便不利者猪苓湯主之主猪苓茯苓氣味甘平味甘稟地氣氣平

稟天氣象地天氣交之義滑石甘寒體重能滑
利半裏下陰土氣滯澤寫甘寒氣輕形圓一莖
直上能啟澤中水陰之精氣上滋其陽人身經
脉象地之百川人身血液象地之水阿膠氣味
甘平與血脉相宜益土之津液固半表陽浮右
五味五土數也以水四升先煮四味㕣四方也

口中八字象陰土之液不可聚一方當分別八方也取二升二陰數也象一陽舉二陰耦之而氣不浮去滓內阿膠烊消溫服七合象陽數得陰復於七也日三服象三陽陽數來復半裏也

猪苓湯方

猪苓一兩 茯苓一兩 阿膠一兩

滑石一兩　澤瀉一兩
右五味以水四升先煮四味取二升去滓內阿
膠烊消溫服七合日三服

陽明病汗出多而渴者不可與猪苓湯以汗多胃中燥猪苓湯復利其小便故也

陽明半表病陰液外出毛竅多而渴者不可與猪苓湯以因也復再也因半裏陰液外出毛竅多胃土乾燥不可與猪苓湯再利其半裏陰液外出毛竅故也曰陽明病汗出多而渴者不可

與猪苓湯以汗多胃中燥猪苓湯復利其小便故也。

脈浮而遲表熱裏寒下利清穀者四逆湯主之

遲不足也表外也裏内也下半裏下也清寒也

四四方也逆不順也

穀生也陽氣浮外不足於内曰脈浮而遲陽氣

浮外不足於内曰表熱裏寒四四方也逆不順

陽氣浮外不足於内半裏下陰液下利而寒生

也陽氣浮外不足於内陽不生於子則四方氣

主四逆湯

脈浮而遲表熱裏寒

逆不順曰下利清穀者四逆湯主之天地陽氣

傷寒指歸　陽明篇卷之二　八十二

依附子時而生人身陽氣應乎天地亦依附子時而生湯中附子氣味辛温助子水中元陽乾薑辛温甘草甘平温土之陰土之陰濕陽氣來復附子時而生則四方氣逆不順矣

若胃中虛冷不能食者飲水則噦

胃中指半表上陽土也陽土不虛不冷賴陰土中陰陽氣液温之養之陰土中陰陽氣液不能温養陽土則胃中虛冷（穀不能化）曰若胃中虛冷不能食者水陰氣也噦氣逆也飲水入胃不有陰土中陽氣蒸化兩陰相激故飲水則噦曰飲水則噦

脈浮發熱口乾鼻燥能食者則衄

口竅應地氣主温潤鼻竅應天氣主清潤陽氣
發揚半表上不有半裏陰液固之故脈浮發熱
曰脈浮發熱陽氣發揚半表上不有半裏下陰
液和陽氣發揚半表半裏上温潤於口清潤於
鼻故口乾鼻燥曰口乾鼻燥食為陰爲陽氣發揚

半表上求陰濟之故能食曰能食者陽氣發揚半表上不右闔於午陽絡不固其血循鼻竅外出曰則衄

陽明病脉浮而緊咽燥口苦腹滿而喘發熱汗出不惡寒反惡熱身重若發汗則躁心憒憒反讝語若加燒鍼必怵惕煩躁不得眠若下之則胃中空虛客氣動膈心中懊憹舌上苔者宜梔子豉湯主之

陽開於子明於卯為之陽明也陽明邪時病陽氣浮半表上半裏下陰液緊而不舒曰陽明病

脈浮而緊咽因地氣以溫潤陽氣浮半表上陰液緊半裏下不能上潤至咽曰咽燥陽氣浮半表上無陰濟之火氣上炎曰口苦陽氣浮半表上半裏下陰土不疏曰腹滿而喘如陰液從陽氣交蒸半表上曰發熱汗出不惡寒反惡熱陰陽氣液交蒸半表上而氣浮肌體之陰失其陽

健曰身重若陰液從陽氣浮半表上為汗半裏
下陰土失其陽溫則躁曰若發汗則躁憒憒亂
也陰陽氣液俱浮半表上不來復半裏下而心
氣不清為之昏亂曰心憒憒反譫語加上也燒
熱也陽氣也鍼機緘也怵惕恐懼貌眠目合也
若陽氣浮半表上不還半裏下機緘中陽虛必

證恐懼曰若加燒鍼必怵惕半表上陽失陰固
而煩半裏下陰失陽温而躁曰煩躁半表上陽
眠目合也
失陰闔曰不得眠下之指半裏下陰液也陽明
半表上若半裏下陰液不上交胃土則胃氣不
足曰若下之則胃中空虛客寄也膈胃膈也懊
憹心中恨亂難言也舌屬半裏上也陽氣寄半

表上不能下降半裏動於胷膈陰陽氣液不治子午心中恨亂難言半裏上陰失陽化舌上苔生曰客氣動膈心中懊憹舌上苔者宜梔子豉

適梔子豉湯

湯主之宜適理也適梔子豉湯之理即主之梔子黄赤氣味苦寒固半表上陽氣回還半裏豆豉宣發半裏下陰液回還半表令陰陽氣液調

和表裏也

陽明病下之其外有熱手足温不結胷心中懊憹饑不能食但頭汗出者梔子豉湯主之

下之指半裏下陰液也外表也有得也熱陽氣也陽明於邪病半裏下陰液不土和其陽其表得陽不得於陰曰陽明病下之其外有熱手足指脾土也温和也土之陰液不土和其陽其水

金之陰氣不左行右轉陽

不內於土陰失陽運內陷脾土之水因之堅胷中之陰因之結心下鞕而滿其水內積而曰結胷

未結心下曰手足温不結胷心中恨亂難言是脾土深奧處陰液不上和陽氣外明半表震動於辰來復於午曰心中懊憹穀不熟曰饑陽氣外明於卯地天之氣應之常交甘雨時行五穀方熟是時地之陰液不升甘雨不行五穀不熟曰饑不能食但頭汗出句此特明地之陰液不

能上和其陽外明半表內闔半裏流偏周身曰但頭汗出者梔子豉湯主之梔子苦寒固半表陽氣回還半裏香豉苦溫亘發半裏陰液回還半表表裏陰陽氣液升降相和則愈

主梔子豉湯

傷寒指歸　陽明篇卷之二　八九

陽明病發潮熱大便溏小便自可胷脇滿不去者小柴胡湯主之

太半表也溏水氣濡滯也水氣濡滯半裏不和陽氣順利半表陽明半表時無陰和之陽氣浮外發熱如江海潮來不失信也曰陽明病發潮熱大便溏。小半裏也自從也可肯也去行也陽明半表無陰液從裏至表肯和陽闔胷脅氣滯不行曰小便自可胷膈滿不去者小柴胡湯主之主小柴胡湯益半表上陰液和陽內闔陽氣內闔其熱不潮半表陰得陽運其水不濡滯半裏胷脅氣行自不作滿

主小柴胡湯

陽明中風脈弦浮大而短氣腹都滿脅下及心痛久按之氣不通鼻乾不得汗嗜臥一身及面目悉黄小便難有潮熱時時噦耳前後腫刺之少差外不解病過十日脈續浮者與小柴胡湯脈但浮無餘證者與麻黄湯若不尿腹滿加噦者不治

弦數也浮陽氣浮也陽明陽氣得浮半表上無

傷寒指歸　陽明篇卷之二　卆

半裏下陰液和其陽闔脉應之數而浮曰陽明
中風脉弦浮大半表也腹復也都土也滿悶也
陽得陰助其氣不短陽氣得浮半表上無陰助
之則短氣陽氣得浮半表上不來復半裏下土
中陰土氣滯而悶曰大而短氣腹都滿及連累
也陽氣得浮半表上脅下樞滯連累心氣不通

而痛曰脅下及心痛久常於中也按抑也若中
土陰氣抑過不通升降失常在内之陰液不能
外榮半表上致鼻竅作乾無汗曰久按之氣不
陽氣浮半表上身體之陰重而不輕
通鼻乾不得汗汗陰土液也肌土陰失陽運土
外現
色不榮曰嗜臥一身及面目悉黄難患也半裏
陰液患不利半表上和陽闔至其時發熱如潮
裏陰重濁不能和陽氣土樞故嗜臥

曰小便難有潮熱○噦氣逆也陽浮半表陰滯半裏時時氣逆於口曰時時噦○耳前後屬少陽部署少陽陽氣樞闔失時氣液壅滯於上曰耳前後腫○刺訊決也之指表裏陰陽也差不齊也外表也解緩也訊決表裏陰陽氣液不齊予節表陽不有陰緩曰刺之少差外不解○過失也十日

卯時也陰得陽則生病陽氣失闔於午藏於卯陰液不生半表陽無陰和繼續而浮者與小柴胡湯益半表上陰液運轉樞機闔陽於午藏於卯曰病過十日脉續浮者與小柴胡湯餘證他證也脉之尺寸俱浮無他證者與麻黃湯起陰土之液外出半表以和其陽曰脉俱浮無餘證

陽土之氣不右運則不尿陰土之氣不左運則腹滿陽土之氣不右運則氣逆欲呃。

者與麻黄湯。如陽氣逆不來復腹裏陰土氣逆不左運陽土氣逆不右轉陰陽氣液逆不治。予曰若不尿腹滿加噦者不治。

陽明病脅下鞕滿不大便而嘔舌上白胎者可與小柴胡湯上焦得通津液得下胃氣因和身濈然而汗出解也

脅下屬半表半裏部署鞕堅也滿悶也陽明陽氣浮半表上半裏下陰失陽運陰液堅結脅下作悶曰陽明病脅下鞕滿大半表也便順利也

陽明陽氣浮半表上不順利半裏胃土氣逆曰不大便而嘔白陰氣也陽氣不順利半裏裏陰失其陽化則舌上胎生白色可與小柴胡湯益半表上陰液闔陽於午曰舌上白胎者可與小柴胡湯通順也下半裏下也解除也上焦陽氣得順半裏半裏陰液得順半表陰陽氣液和利

半裏陰失陽化則舌上胎生胎同苔

表裏周身濈然而汗出陰得陽運脅下鞕滿自
除陽得陰緩胃氣自和日上焦得通津液得下
胃氣因和身濈然而汗出解也

陽明病自汗出若發汗小便自利者此為津液內竭雖鞕不可攻之當須自欲大便宜蜜煎導而通之若土瓜根及與大猪膽汁皆可為導

自從也汗陰土液也陰土之液從陽氣外出半表毛竅不和經道陽氣內入半裏曰陽明病自汗出小半裏也便順利也陰土之液得陽運行

始能分別表裏若半裏陰液發揚半表不回還自利半裏者半裏液少曰若發汗小便自利者此為津液內竭鞕堅也陰液內竭陰土之氣雖堅於裏不可用大承氣湯溫疏堅結之陰曰雖鞕不可攻之須取也自用也欲受也導引也當取用土性貪愛之味以投之何也土性喜柔喜

胃土喜柔
脾土喜剛

土瓜根即栝樓根又名天花粉

甘故以蜜之性柔甘潤之味導引半表陽氣闔
午溫柔陰土燥堅曰當須自欲大便宜蜜煎導（適蜜煎導）
而通之瓜名土瓜根禀水土精氣交紐其中而
結成瓜之籐蔓善引於上象人之筋脈由下引
上取其根禀木土酸甘氣味（能）引脈中陰液上升
若土之陰液未竭不能上升和陽闔午用之導

傷寒指歸　陽明篇卷之二　九十

引脈中陰液上濟其陽豬為水畜體靜膽汁味苦色青稟五行精水結成能固水火金木四維之氣交固土中若土之陰液過出半表其陽氣不能內固取膽汁導引陽氣固於土中曰若土瓜根及與大豬膽汁皆可為導如陰土液竭不能固陽非蜜性甘柔導之不可

蜜煎導方

蜜七合一味內銅器中微火煮之稍凝如飴攪之勿令焦著欲可凡餅手捻作挺令頭銳大如指頭長二寸許當熱時急作冷則鞕以內穀道中以手急抱欲大便時乃去之

猪膽汁方

傷寒指歸　陽明篇卷之二　九十八

大猪膽汁一枚取瀉汁和醋少許灌穀道中如一食頃當大便出宿食惡物甚妙

按蜜煎導猪膽汁二方下之治法非仲景原文何也人身津液氣血包藏軀殼肌肉中全頼太陽大氣運行内外始能分别表裏此條論陽明病自汗出至津液内竭句謂陰土之液從陽氣

外出半表不和陽氣内入半裏半裏陰少津液
内竭所以曰雖鞕不可攻之鞕謂陰土之陰失
陽氣温疏而鞕陰土之陰尚失陽氣温疏自解
其鞕何能反以蜜煎如飴作挺狀（作挺）大如指頭長
二寸許内穀道中試問以蜜煎如飴冷則鞕何
能以鞕治其鞕若疑腸中有燥屎蜜在穀道口

細腸中

其鞕堅之蜜何能自至腸子上能潤其鞕屎下

中疊曲

出也竊思誤解之原因論中云雖鞕不可攻之當須自欲大便宜蜜煎導而通之等句惜未解傷寒論中論大便之理所以錯也取甘平性柔之物煎飲順其土性投其所欲得蜜之柔和陽氣自不浮外而內闔矣土瓜根猪膽汁方當亦

可知也

傷寒指歸　陽明篇卷之二　一百

陽明病脉遲汗出多微惡寒者表未解也可發汗宜桂枝湯

脉道中陽得陰助不遲半表陰得陽助不遲半裏陽明半表陰液外出毛竅多陽失陰助而脉遲滯曰陽明病脉遲汗出多微幽微處也表半表也解緩也發去也陽明半表幽微處之陰失

其陽溫而惡寒陽明半表不有陰緩向幽昧處內入可去外出之汗適桂枝湯甘溫之理溫半裏上之陰半裏上陰溫土疏（外出之汗隨）陽氣來復再啜熱稀粥助脈中陰液和陽氣闔午藏卯曰微惡寒者表未解也可發汗宜桂枝湯

陽明病脉浮無汗而喘者發汗則愈宜麻黄湯

陽明半表脉中陽無陰固而氣浮曰陽明病脉浮陽明半表陰土之液不和陽氣轉運半表外達毛竅為汗肌表陰塞其氣逆半裏上從口出而喘發開也適麻黄湯苦甘温之理開陰土之液外達毛竅則愈曰無汗而喘者發汗則愈宜

麻黄湯○

陽明病發熱汗出此為熱越不能發黄也但頭汗出身無汗劑頸而還小便不利渴引水漿者此為瘀熱在裏身必發黄茵陳蒿湯主之

陽明半表無陰和之陽氣浮外發熱越揚也陽明半表陰土之水和陽氣外揚為汗土得水榮曰陽明病發熱汗出此為熱越不能發黄也陽

明半表陰土之水不和陽氣外揚流徧周身祇
從頭上出曰但頭汗出身無汗劑頸而還小半
裏也渴水停也瘀住也在居也水停半裏不外
出為汗其水如米汁相將牽引肌中者此為陽
住半表上陰居半裏下陽失陰固發熱土失水
主茵陳蒿湯
榮發黃曰小便不利渴引水漿者此為瘀熱在

裏身必發黄茵陳蒿湯主之。經云春三月為發陳陽氣發揚半表上水氣停半裏下不能因陳致新茵陳味苦微寒禀冬令寒水之精具陽春生發之氣能因陳致新合梔子苦寒導陽氣右降陽往半表上陰居半裏下土氣不疏以大黄味苦氣寒外堅表陰内疏土氣陽得陰固陰得

陽疏則陰陽氣液左行右降用茵陳蒿湯主之

右三味以水一斗象十二地支來復之數先煮茵陳減六升象陰數得陽變於六也內二味象一陽舉二陰偶之煮取三升去滓分溫三服象三陽陽數還於右復於左小半裏也服湯後半裏之陰當利半裏下所停之水不能外利半表

為汗從尿下出故如皁角汁狀赤陽氣也腹復

莢

曰小便不利尿如皁角汁狀

也陽氣來復腹裏從予左開其水當從陽氣運

行半表水液流通而黃去也曰色正赤一宿腹

減黃從小便去也

茵陳蒿湯方

茵陳蒿六兩　梔子十四枚　大黃二兩

右三味以水一斗先煮茵陳減六升内二味煮
取三升去滓分温三服小便當利尿如皁角汁
狀色正赤一宿腹減黄從小便去也

陽明病其人喜忘者必有蓄血所以然者本有久瘀血故今喜忘屎雖鞕大便反易其色必黑宜抵當湯下之

證驗也蓄積也驗其人陽明半表時其神不明而喜忘者必有蓄血曰陽明病其人喜忘者必有蓄血本始也有得也久常於中也陽明得陰則

莊子達生篇云氣下而不上則使人善忘氣下而不上謂陰氣下而不上

明始得之血積於中陰液不利半表上其神不明令人喜（善）忘曰所以然者本有久瘀血故今喜忘屎陰也鞕堅也大半表也便利也陰陽不相上下謂之反生生不已謂之易己土陰堅雖失半表陽氣闔午溫疏其陰未證喜（善）忘血積於中陰液不利半表上生生不已之陰不交易半表

其神不明曰屎雖鞕大便反易色指面色也黑
晦也血積於中陰液不利半表上面色晦而不
明曰其色必黑宜抵當湯下之下其積血使生
適抵當湯
生不已之陰交易半表上其神明其色榮自不
善
善忘

傷寒指歸　陽明篇卷之二　亘

陽明病下之心中懊憹而煩胃中有燥屎者可攻腹微滿初頭鞕後必溏不可攻之若有燥屎者宜大承氣湯

下之指半裏下陰土也陽明半表病半裏下陰土之液不上濟其陽心中恨亂難言曰陽明病下之心中懊憹煩陽失陰和也胃中指半表上

辰土也有得也燥屎陰也陽明半表辰土中無
陰和之而煩得半裏下己土之陰無陽溫之而
堅曰而煩胃中有燥屎者可攻微無也初始也
頭陽也鞕強也後半裏也必表識也溏水氣濡
滯也腹無滿指陰土之陰不堅也始開之陽氣
浮半表下半表上經道之陰失陽氣溫舒而項

強、陽氣浮半表下、半裏上陰失陽温表識水氣
濡滯半裏、曰腹微滿初頭鞕後必溏不可攻之。
如得半裏下己土陰堅者、適大承氣湯、温多寒
少之理温疏半裏下己土陰堅、寒固半表上陽
氣、曰若有燥屎者、宜大承氣湯。

傷寒指歸　陽明篇卷之二　覓

病人不大便五六日繞臍痛煩躁發作有時者此有燥屎故使不大便也

大半表也便順利也五六日辰巳時也臍屬半裏下也痛不通也煩陽失陰和也躁陰失陽温

至辰巳時

也病人不有半表陽氣順利半裏半裏下陰失陽温不通而痛至其時半表上陽失陰和而煩

傷寒指歸　陽明篇卷之二　二草

半裏下陰失陽溫而躁繞臍痛煩躁發作質是乎
時者此得半裏下己土陰堅故今半表陽氣不
順利半裏也曰病人不大便五六日繞臍痛煩
躁發作有時者此有燥屎故使不大便也

病人煩熱汗出則解又如瘧狀日晡所發熱者屬陽明也脈實者宜下之脈浮虛者宜發汗下之與大承氣湯發汗宜桂枝湯

陽運半表陰土之液不和陽氣轉運半表上陽失陰和則煩熱作陰土之液和陽氣轉運半表上陽得陰和則煩熱解曰病人煩熱汗出則解

日晡未申時也陰土之液不轉運半表上和陽氣向幽昧處去藏於卯至未申時陽失陰和又如瘧狀發熱曰又如瘧狀日晡所發熱者屬陽明也下之指半裏下陰也半表脉中陽氣不藏於卯半裏下土戌土氣實不虛宜溫疏半裏下戌土氣實曰脉實者宜下之發舒也汗陰土液也

土以虛為補陰土得陽則虛而不實陽土得陰則實而不虛

半裏脈中陰陽氣液浮半表下不足半裏上宜
温疏半裏上未土氣虚曰脈浮虚者宜發汗温
疏半裏下土實與大承氣湯温疏半裏上土虚
宜桂枝湯曰下之與大承氣湯發汗宜桂枝湯

病人小便不利大便乍難乍易時有微熱喘冒不能卧者有燥屎也宜大承氣湯

小半裏也大半表也乍忽也微無也病人病半裏陰液不利半表半表陽闔忽難忽易外證身熱時有時無曰病人小便不利大便乍難乍易時有微熱喘痰氣也冒覆也卧寢也半裏陰液

不利半表其陰氣上疾於口半表陽氣不利半裏其陽氣上覆於頭如有物蔽不能寢者質半裏下己土陰堅適大承氣湯溫多寒少氣味溫疏半裏下己土陰堅寒固半表上陽氣闔午日喘冒不能卧者有燥屎也宜大承氣湯

食穀欲嘔者屬陽明也吴茱萸湯主之得湯反劇者屬上焦也

食入於陰長氣於陽陽逆半表上無陰固之内闔於午陰逆半裏上無陽運之外開於子食其穀陰無陽化則欲嘔(主吴茱萸湯)曰食穀欲嘔者屬陽明也濁陰逆半裏上非威烈氣味不能衝開以茱萸

傷寒指歸　陽明篇卷之二　百四

大辛大温氣味威烈能衝開半裏上濁陰使之須臾下降生薑辛温化氣橫行能疏泄土氣温通半裏陰液使之左開以人參甘寒大棗味濃汁厚能固半表上陽氣使之闔干曰吴茱萸湯主之劇甚也上焦指半表上陽氣也得湯反嘔甚是無半裏上陰逆不降有半表上陽氣不闔無半裏上陰逆不降有半表上陽氣不闔此小柴胡湯法也

得辛温氣味更逆曰得湯反劇者屬上焦也右
四味四字從口從八象陰陽氣液轉運八方不
可聚一方也以水七升象陽數得陰復於七煮
取二升二陰數也象一陽舉二陰耦之去滓温
服七合日三服象陽數得陰復於七陰數得陽
開於一也

傷寒指歸　陽明篇卷之二　　　　　　　亖五

吴茱萸湯方

吴茱萸一升　人參三兩

生薑切六兩　大棗十二枚擘

右四味以水七升煮取二升去滓溫服七合日三服

脈陽微而汗出少者為自和也汗出多者為太過陽
脈實因發其汗出多者亦為太過太過為陽絶於裏
亡津液大便因鞕也
　脈血脈也陽半表也微衰也汗陰土液也少不
多也脈中陽氣衰半表上而陰土之液出半表
上為汗不多者其陰陽之氣自能相和表裏曰

脈陽微而汗出少者爲自和也陰土之液外出半表上多者陰陽氣液並不能自和表裏曰汗出多者爲太過發楊也陽氣充實半表上陰土之液隨陽氣外楊半表上爲汗出多者陽無陰和陽氣不内闔半裏曰陽脈實因發其汗出多者亦爲太過絶不續也亡貿也陰土之液外出半

表多其陽氣不能接續於裏内生其陰裏陰貧
乏半表陽氣因之不能順利半裏半裏陰土之
陰失其陽温因之堅曰太過爲陽絶於裏亡津
液大便因鞕也

脈浮而芤浮為陽芤為陰浮芤相搏胃氣生熱其陽則絕

芤空也浮為陽氣浮半表上芤為陰氣空半裏下曰脈浮而芤浮為陽芤為陰搏至也胃氣指半表上也熱陽氣也絕不續也如陽氣浮半表上陰氣空半裏下陰陽氣液不相至陰不至半

傷寒指歸　陽明篇卷之二　夏

表上陽氣不內闔於午，則生熱。陽不至半裏下
陰液不外開於子，其陽不續，曰浮芤相搏胃氣
生熱，其陽則絶。

陽無陰不續
陰無陽不續

趺陽脉浮而濇浮則胃氣強濇則小便數浮濇相搏
大便則難其脾為約麻仁丸主之
趺與跗同附也足背也足背屬半裏下脉中陽
道也陽氣由半裏下附子時而開陽得陰緩其
氣開而不浮陰得陽運其氣滑而不濇陽失陰
緩開則氣浮陰失陽運濇而不滑曰趺陽脉浮

而濇胃氣指半表上也强勝也陽失陰緩其氣
浮浮則陽氣勝半表上曰浮則胃氣强小半裏
也數疾也陰失陽運其氣澁滯則陰氣疾半裏
下曰濇則小便數搏至也難患也半裏下陰液
不至半表上陽氣不內闔於午患於半表半表
上陽氣不至半裏下陰液不外開於子疾於半

裏陽氣浮半表上陰氣疾半裏下陰陽氣液開
闔為之爽約（主麻仁丸）曰浮濇相摶大便則難其脾為約
麻仁丸主之陽氣浮半表上不闔於午陰氣濇
半裏下不開於子關節中氣滯不利麻子仁甘
温性滑利關節之陰芍藥苦平枳實臭香形圓
合大黃之臭香疏泄土中氣滯厚樸苦温炙香

傷寒指歸　陽明篇卷之二　百卆

助脾氣以左升杏仁苦温槃潤助肺氣以右降
右六味象陰數得陽變於六以蜜為丸蜜乃諸
花氣味醖釀合一能和諸藥養其中氣為丸不
為湯者取丸圓轉也圓轉中氣升降左右陰陽
飲服十丸者飲米飲也十丸者象天生地成十
數也日三服者象三陽陽數來復半裏也漸加

以知為度陰陽相交為知漸加其几使半裏下陰液上與陽氣相交固陽內闔半裏以為度也

麻仁几方

麻子仁二升　芍藥半斤　厚樸一尺去外粗皮切片炙香

大黃一斤去皮　枳實半斤炙　杏仁一升去皮尖炒別作脂

右六味為末煉蜜為几梧子大飲服十几日三

服漸加以知為度

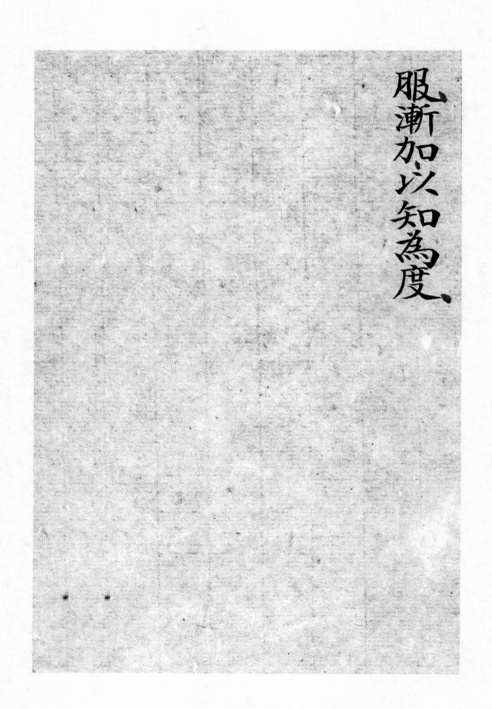

太陽病三日發汗不解蒸蒸發熱者屬胃也調胃承氣湯主之

三日寅時也發越也汗陰土液也解緩也蒸蒸發熱陽氣上達也屬聚也胃指半表上也太陽開病寅時陽氣上達陰液越出毛竅其陰不緩其陽陽氣聚半表上發熱主調胃承氣湯甘苦

陽氣聚半表上陽土化燥陽土胃土也

鹹寒氣味合化陰氣固陽闔乎曰太陽病三日
發汗不解蒸蒸發熱者屬胃也調胃承氣湯主
之。

本發汗而復下之此為逆也若先發汗治不為逆原文在太陽篇中

此條本先下之而反汗之為逆若先下之治不為逆

太陽病若吐若下若發汗微煩小便數大便因鞕者與小承氣湯和之愈

若不定之辭吐嘔也下半表下也發起也微無也煩從火從頁太陽陽開氣浮病陰土之液或逆半裏上從口嘔吐或逆半表下從穀道旁泄出或隨陽氣起於半表從毛竅泄出為汗陽浮

半表且陽無陰固之而生煩曰太陽病若吐若下若發汗微煩小半裏也數煩數也大半表也鞕堅也之往也若陽氣浮半表半裏陰液數於半表外出毛竅半表之陽因之強與小承氣湯寒多温少取微温氣味温疏半裏陰氣重苦寒氣味固半表陽強半裏陰温氣疏陽氣自和陰

與小承氣湯因汗出毛竅多半表上陽強不和陰液內闔午辰藏卯入戌

液往半表上闔午藏卯曰小便數大便因鞕者與小承氣湯和之愈

本先下之而反汗之為逆若先下之治不為逆原文在太陽篇中太陽病若吐若下若發汗微煩小便數大便因鞕者與小承氣湯和之愈即知陽氣正在半表不能鹹寒降之如降之陽不闔午陰液下陷此為逆也此條傷寒吐後腹脹滿者與調胃承氣湯陽氣正在半裏上能以鹹寒降之陽氣內藏戊土中陰液即左行其脹自解觀此二條即知半表半裏之陽氣治之

傷寒吐後腹脹滿者與調胃承氣湯

吐出也後半裏也腹復也脹從長陽氣吐出半裏上不來復半裏下陰土之陰不左長者與調胃承氣湯鹹苦甘氣味固半裏上陽氣藏卯半裏下陰得陽溫其陰左長其腹不脹滿曰傷寒吐後腹脹滿者與調胃承氣湯

得病二三日脈弱無太陽柴胡證煩躁心下鞕至四五日雖能食以小承氣湯少少與微和之令小安至六日與承氣湯一升若不大便六七日小便少者雖不能食但初頭鞕後必溏未定成鞕攻之必溏須待小便利屎定成鞕乃可攻之宜大承氣湯

二三日丑寅時也弱不足也心下脾土也得陽

傷寒指歸　陽明篇卷之二　百美

氣浮半表下脈中陰液不足以固陽氣交紐丑土引達於寅土温半表經道之陰當有太陽病頭項強痛而惡寒證有不能食而脅下滿痛面目及身黄頸項強小便難者柴胡證不有太陽柴胡證惟陽氣浮半表無陰固之而煩半裏無陽温之而躁脾土失[之陰]陽氣温疏而堅曰得病二

三日脈弱無太陽柴胡證煩躁心下鞕。四五日
卯辰時也雖推也食陰也小半裏也至其時煩
躁心下鞕推之能食之原明半表上陽多陰少
得陽土氣熱求陰濟之故能食以小承氣湯寒
多溫少氣味寒固半表上陽氣溫和半裏上陰
氣少少與令陰陽氣液相和交蒸於午內闔半

傷寒指歸　陽明篇卷之二　百廿乙

陽至卯辰未
至巳午恐寒
之其陽不能
上升右降陰
液下陷不能
左行故以小

承氣湯少少與微和之令小安陽氣至巳不回還闔午故與小承氣湯一升不已少少與

裏以安伏藏之性曰至四五日雖能食以小承氣湯少少與微和之令小安六日巳時也至其時陽氣不還於巳與小承氣湯一升固陽氣回還於巳內闔於午曰至六日與承氣湯一升大便指半表也六七日巳午時也小便指半裏也少不多也若不有半表陽氣回還於巳內闔於

午推之不能食之原明半裏下陽少陰多得陰
土氣寒不能分别水穀曰若不大便六七日小
便少者雖不能食初始也頭陽也鞕堅也後半
裏也必表識也溏水氣濡滯也定凝也成就也
凡始開之陽氣得浮半表下半表上經道之陰
失陽氣温舒當頭項強痛陽氣浮半表下半裏

上陰失陽溫表識水氣濡滯半裏半裏下水土之氣未凝就堅若以若鹹寒氣味攻之水土之氣下泄曰但初頭鞕後必溏未定成鞕攻之必溏屎陰也須待半裏之陽氣順利半表上不闔於午半裏下陰凝就堅乃可攻之適大承氣湯温多寒少氣味温疏半裏下戌土陰堅鹹寒固

半表上陽氣闔午日須待小便利屎定成鞕乃可攻之宜大承氣湯。

傷寒六七日目中不了了睛不和無表裏證大便難
身微熱者此為實也急下之宜大承氣湯
六七日巳午時也了了慧也陽得陰濟則光明
於上而睛和陽失陰濟則光昏於上而睛不和
陽不藏邪陰土之液不生至巳午時陽旺半表
上少陰濟之目光失其聰慧而睛不和曰傷寒

傷寒指歸　陽明篇卷之二　百卆

六七日目中不了了睛不和。無不有也便即也難拒也不有半表陽氣還於半裏不有半裏陰液還於半表半表陽氣即拒而不闔曰無表裏證大便難。微無也熱陽氣也實脾土陰實也陽氣拒半表上不闔於午其身當熱身無熱者無半裏下陰液交蒸於午此為脾土氣實曰身微

五六月間久旱不雨天氣即涼而不熱

熱、者此為實也。下、指半裏下戊土陰也、之指半
表上陽氣也、適大承氣湯重苦溫氣味急溫疏
半裏下脾土陰實使陰左行、取鹹寒氣味急固
半表上陽氣使陽右闔、曰急下之宜大承氣湯。
半裏下陰土氣實無陰液上濟其陽則陰脫急
宜大承氣湯溫疏土氣、否則陰脫不治、經云脫

陰者目盲、

陽明病發熱汗多者急下之宜大承氣湯

發揚也熱陽氣也下指半裏下戌土也之指半表上陰陽氣液也病陽氣發揚半表上陰土之液隨陽氣外泄為汗多者急宜溫疏半裏下土氣寒固半表上陰陽氣液闔午毋使太過半表上遲則陰液內竭陽氣不能接續半裏而相離

適大承氣湯

矣、曰陽明病發熱汗多者急下之宜大承氣湯。

發汗不解腹滿痛者急下之宜大承氣湯

陽氣發揚半表上陰土之液外泄毛竅且陰不
緩陽氣闔午下半裏下陰失陽疏而腹滿痛者急（適大承氣湯）
宜溫疏半裏下土氣寒固半表上陽氣闔午陽
闔陰液隨之亦闔曰發汗不解腹滿痛者急下
之宜大承氣湯

腹滿不減減不足言當下之宜大承氣湯、

腹爲陰滿悶也當主也半表上陽氣不闔於午

半裏下陽氣不足陰失陽疏而悶之温疏半裏

適大承氣湯

下土氣寒固半表上陽氣闔午曰腹滿不減減

不足言當下之宜大承氣湯

傷寒指歸　陽明篇卷之二　百廿四

陽明少陽合病必下利其脈不負者順也負者失也互相剋賊名為負也脈滑而數者有宿食也當下之宜大承氣湯

合同闔陽明主闔少陽主樞少陽經氣從陽明闔而不樞陽氣不樞表識陰土中陰液下利曰

負失也

陽明少陽合病必下利順和也脈中之陽不失

傷寒指歸　陽明篇卷之二　百五

陰和曰其脉不負者順也負失也脉中之陽失
其陰和曰負者失也剋勝也賊害也陰陽氣液
不交互表裏脉中而互相勝害曰互相剋賊名
為負也滑利也數急疾也有得也宿住也食偽
也下指半裏下戌土也之指半表上陽氣也半
表上陽失陰和半裏下陰失陽疏其陽氣往來

表裏脈中而急疾者得陰土之液住下不能交
互半表和陽氣於脈中如人偽言爽約主溫疏
半裏下戊土之陰寒固半表上陽氣闔午適大
承氣湯之理曰脈滑而數者有宿食也當下之
宜大承氣湯

病人無表裏證發熱七八日雖脉浮數者可下之假令已下脉數不解合熱則消穀喜飢至六七日不大便者有瘀血也宜抵當湯若脉數不解而下不止必協熱而便膿血也
七八日午未時也病人無半表陽氣還於半裏則無半裏陰液還於半表陽無陰和證發熱午

傷寒指歸　陽明篇卷之二　一百三十

未時其陽無陰和則不能闔午向幽昧處去藏於亥曰病人無表裏證發熱七八日雖推也數煩數也疾也推之陽氣煩數半表上無陰和緩陰疾半裏下無陽疏通可用大承氣湯下之曰雖脉浮數者可下之合聚也假令已用過大承氣湯下之半表脉中陽氣數而不有陰緩聚熱

半表上不闔不藏則證消穀喜飢曰假令已下善
脉數不解合熱則消穀喜飢六七日巳午時也
太半表也便順利也有質也至巳午時不有半
表陽氣順利半裏者質半裏下瘀血阻滯宜攻適抵當湯
腹裏經經中至陰處之積瘀曰至六七日不大
便者有瘀血也宜抵當湯若如也下半裏下也

足也協合也如半表脉中陽數不有陰緩而
半裏下陽氣不足必聚熱半表上不闔不藏半
裏下液與血失陽氣蒸運留滯陰絡中而利膿血
曰若脉數不解而下不止必協熱而便膿血也

傷寒發汗已身目為黄所以然者以寒濕在裏不解故也以為不可下也於寒濕中求之

陽不藏邪陰土之液亦隨陽氣發揚半裏上止而不藏陽不藏邪陰土之液不生土失水榮曰傷寒發汗已身目為黄為使也寒陰氣也濕水氣也解開也使黄之所以然者因陽不藏邪在

傷寒指歸　陽明篇卷之二　亘旡

裏之陰矣陽氣温生水氣不左開曰所以然者

故也

以寒濕在裏不解故也為治也以法治不可用

茵陳蒿湯下之當於寒濕門中温土藏陽生陰

之法治之曰以為不可下也於寒濕中求之

傷寒七八日身黄如橘子色小便不利腹微滿者茵陳蒿湯主之

七八日午未時也陽不藏卯半裏下陰土之液不得陽氣轉運半表上正於午榮乎未土之色外現致身黄如橘子色曰傷寒七八日身黄如橘子色微幽微處也半裏之陰不利半表腹中

橘子黄謂黄而兼緑也緑為青色青為木氣木氣從

傷寒指歸　陽明篇卷之二　百十

陽氣外達不從午辰天之金氣內固還未辰之土中也

幽微處水氣不左行而致滿曰小便不利腹微滿者。主茵陳蒿湯疏其土氣發陳水氣利於半表以固其陽陽內固水氣運行其黃自除曰茵陳蒿湯主之。

傷寒身黃發熱者梔子蘗皮湯主之

陽不藏邪陰土之液不左行土失水榮而身黃陽失陰固而發熱者梔子蘗皮湯主之梔子蘗

主梔子柏皮湯曰傷寒身黃發熱者

皮氣苦味寒合甘草之極甘苦甘氣味合化陰氣固陽藏邪陽內固陰液左行身黃發熱自解

右三味象陽數也以水四升象陰數得陽分別

八方也煮取一升半象陽數得陰藏而開予來復半表也分溫再服再三也象一陽舉二陰耦之回還半裏也

栀子蘗皮湯方

栀子十五箇擘　甘草一兩炙　黄蘗二兩

右三味以水四升煮取一升半去滓分溫再服

傷寒瘀熱在裏身必發黄麻黄連軺赤小豆湯主之

瘀住也熱陽氣也在居也裏半裏也陽住半裏上不藏於卯陰居半裏下不開於子陽失陰固而熱陰液不能屈伸半表表識土失水榮而發

主麻黄連軺赤小豆湯

黄曰傷寒瘀熱在裏身必發黄麻黄連軺赤小豆湯主之麻黄苦温開肌土水氣赤小豆甘酸

斂肌土陽氣連翹（軹）苦平翹（軺即翹）舉也舉肌土水氣以
和陽梓白皮苦寒梓從辛屬金堅肌表金氣以
固陽杏仁苦溫桒潤滑利肌土中關節氣滯生
薑辛溫化氣橫行疏泄肌土中水氣陽不藏邪
土味不足於裏以甘草極甘培之陽不藏邪陰
液不足於裏以大棗汁厚益之右八味象陰數

得陽正於八以潦水一斗潦水大雨也雨出地氣天之雨從地中次第上升也一斗十升也象天生地成十數轉運四方也先煮麻黄再沸去上沫内諸藥煮取三升象陽數得陰來復半裏下也分温三服象陽數得陰來復半表上也半日服盡象半裏下陰液上舉得陽正於八也半

傷寒指歸　陽明篇卷之二　百四十三

裏不得陽變衣六也

麻黃連軺赤小豆湯方

生梓白皮 一升 杏仁 四十箇去皮尖

赤小豆 一升 麻黃 二兩去節

連軺 二兩 甘草 二兩炙

生薑 二兩 大棗 十二枚擘

軺即翹也

右八味以潦水一斗先煮麻黄再沸去上沫内
諸藥煮取三升分温三服半日服盡

傷寒雜病論陽明篇指歸卷之二終

傷寒指歸　陽明篇卷之二　百四

傷寒雜病論少陽篇指歸卷之三

少陽篇

少陽之為病口苦咽乾目眩也

少陽由子左樞陰土之液亦隨之左樞陰液不隨陽氣左樞陽失陰和則曰火火炎上則病口苦咽因屬半表上因地氣温潤陰土之液不隨陽

氣上樞半表溫潤於咽則病咽乾陽得陰則靜
陽氣上開於目陽失陰清陽氣不靜則病目眩
曰少陽之為病口苦咽乾目眩也

少陽中風兩耳無所聞目赤胷中滿而煩者不可吐下吐下則悸而驚

陽得陰則清得陰則明陽氣轉運半表明於卯陽失陰氣清明清竅失清兩耳為之無所聞赤

少陽由子左樞得上浮半表

火色也陽氣上開於目失陰氣清明火炎於上目色為之赤胷應天氣主清降陽氣轉運半表

上天氣不能清降胷中氣滯爲之滿而煩吐舒也下半裏下也悸動也火炎於上不可温舒半裏下土氣如温舒半裏下土氣則心動而神驚曰少陽中風兩耳無所聞目赤胷中滿而煩者不可吐下吐下則悸而驚

傷寒脉弦細頭痛發熱者屬少陽少陽不可發汗發汗則譫語此屬胃胃和則愈胃不和則煩而悸

弦數也細不足也太陽由子左開謂之少陽由午右闔亦謂之少陽陽不藏邪脉道之陽數半裏上其陽不足半表下則脉弦細陽不藏邪陰土之液不生氣液不能由半裏下上通半表上

頭部之陰失其陽通則頭痛浮外之陽失其陰
固則發熱屬聚也陽氣聚半裏上不去藏於邪
曰傷寒脉弦細頭痛發熱者屬少陽發起也陽
不藏邪陰陽氣液不足半裏若起陰土之液外
出半表為汗陰液更虛半裏下陽氣更浮半表（裏）
上陽無陰和則證譫語曰少陽不可發汗發汗

則譫語。此彼之對也胃指半表上陽土也愈進
也此陽氣聚半裏上彼半表上陽土得陰和之。
其陽則前進去藏於脾。曰此屬胃胃和則愈。半
表上陽土不得陰和半裏下陰土不得陽溫則
心煩而悸曰胃不和則煩而悸。

本太陽病不解轉入少陽者脇下鞕滿乾嘔不能食
往來寒熱尚未吐下脈沈緊者與小柴胡湯
本始也解緩也鞕堅也滿悶也脇下少陽部署
（滿悶也）
也始太陽先陰而開病陽氣浮半表下不有陰
緩陽得陰則樞利陽失陰則樞滯陽氣轉運少
陽經道者其樞不利脇下陰堅氣悶曰本太陽

病不解轉入少陽者脅下鞕滿乾燥也嘔吐也陽氣轉運半表上陰土之液不從子土吐陽土乾燥不能化食曰乾嘔不能食陽氣轉運半表上往而不來半裏下陰失陽溫而惡寒半表上陽失陰固而發熱曰往來寒熱尚上也吐舒也下半裏下也沈裏也緊不舒也陽氣轉運半表

上陰土之液不從左上吐半裏陰氣緊而不舒
曰尚未吐下脈沈緊者。陰土之液不與半表上
和陽闔以小柴胡湯益半表上陰液闔陽於午
還於半裏曰與小柴胡湯。

若已吐下發汗溫鍼譫語柴胡湯證罷此為壞病知犯何逆以法治之

若不定之辭已止也吐嘔也下半裏(表)下也發越也溫暖也鍼機緘也或陰土之液止於右逆半裏上從口嘔吐半表上陽氣無陰和之而譫語
陰液從半表下下泄
或半裏下陰土液少且陽無陰和之而譫語或

陰土之液從毛竅越出為汗不和經樞之陽闔
午而譫語或陽氣浮半裏上不藏於丣機緘不
暖而譫語主用柴胡湯益半表上陰液和利樞
機闔陽於午藏丣開子曰若已吐下發汗溫鍼
譫語柴胡湯證驗也罷同疲極也壞毁也法象知主也
也知主也吐下發汗溫鍼驗精神疲極此陰陽

氣液毀傷於裏非樞機不利為病主識得所犯
何逆以病象用方治之曰證罷此為壞病知犯
何逆以法治之

三陽合病脉浮大上關上但欲眠睡目合則汗
合聚也浮陽浮也大半表也上半表上也陰陽
氣液出入以表裏子午為關三陽陽氣聚半表
上不闔於午曰三陽合病脉浮大上關上欲貪
愛也三陽陽氣聚半表上受其陰闔曰但欲眠
睡陽得陰則闔於午陽中之陰外出為汗不能

樞闔其（內和）陽、曰目合則汗。

傷寒六七日無大熱其人煩躁者此為陽去入陰故
也
六七日巳午時也大半表也熱陽氣也陽不藏
邪無半表陽氣還巳闔午曰傷寒六七日無大
熱去藏也入内也其人煩躁者此明陽氣去藏
於内震動其陰其人外證煩躁其煩躁當有微

汗外和肌表，曰其人煩躁者，此為陽去入陰故也。

傷寒三日三陽為盡三陰當受邪其人反能食而不嘔此為三陰不受邪也

三日寅時也盡極也邪偏也三陽陽氣由子左開極午由午右闔極子陽不藏邪陽氣不能引達於寅三陽陽氣為之不極於子三陰陰氣失其陽溫其陰偏曰傷寒三日三陽為盡三陰當

受邪其人反能食而不嘔此為三陰陰氣未偏
曰其人反能食而不嘔此為三陰不受邪也

傷寒三日少陽脈小者欲已也
三日寅時也小物之微也已止也陽不藏卯至
寅時少陽脈道中陽氣微其陽止半裏上不極
於子曰傷寒三日少陽脈小者欲已也

傷寒指歸　少陽篇卷之三　十二

少陽病欲解時從寅至辰上、

少陽陽氣從寅上達病欲解時得半裏下陰液和緩陽氣上達至辰上之巳時回還交姤於午曰少陽病欲解時從寅至辰上。

傷寒雜病論少陽篇指歸卷之三終